Die Kunst der Heilung

25 spirituelle Rezepte für die Seele

1. Auflage, 1. Nachdruck

Islamische Akademie für Bildung und Gesellschaft e.V.

Vorwort: Abdullah Aymaz
Einleitung und Kommentar: Maximilian Friedler
Herausgeber: Dr. Arhan Kardaş
Lektorat: Dr. Frank Giesenberg
Redaktion: Rümeysa Yılmaz, Kübra Dalkılıç
Satz & Cover: Onur Alka

Linemarketing GmbH
Wilhelmstr. 29 A/2 – 13593 Berlin
www.deinbuchshop.de

ISBN: 978-3-946871-67-5

Druck: Deutschland

Die Kunst der Heilung

25 spirituelle Rezepte für die Seele

Abhandlung über die Krankheit

INHALT

Vorwort

Liebe Leserinnen und Leser,

Ab 1987 reiste ich in europäische Länder und ab 1992 in die USA und nach Kanada, wo die ältere Generation einen großen Teil der Bevölkerung ausmacht. Ich habe erlebt, wie man versucht, den Tod zu verdrängen, weil er ängstigt. Um dieser Angst entgegenzuwirken, müssen wir das Wesen von Tod und Krankheit erkennen. Dies ist nur durch den Glauben an einen Schöpfer und das Jenseits möglich. Denn im Glauben offenbart sich, dass der Mensch das wunderbarste Kunstwerk des Schöpfers ist. Er erhellt, was die Vergangenheit war und was die Zukunft sein wird. Mit anderen Worten: Der Glaube hinterlässt im Menschen keinen dunklen Fleck, keine Kälte und keine Leere.

Nicht von ungefähr hat der Autor der Abhandlung über *„die Kunst der Heilung"* daher auch bedeutsame Werke über Glaubensfragen geschrieben, die den Verstand und das Herz überzeugen und befriedigen. Die Abhandlung über die Natur (24. Reflexion), das größte Zeichen (7. Schimmer) und das 33. Wort beispielsweise sind tiefgründige Reflexionen über die Existenz und Einheit Gottes. Die Abhandlung nun, die hier in Übersetzung vorliegt, ist gewissermaßen als eine *„Jugendimpfung“* gedacht. Sie möge ein Neubedenken der Einstellung zu Krankheit und Tod bewirken, gerade auch in Europa.

Wenn der Mensch weiß, dass er von einem Schöpfer erschaffen wurde, dann weiß er auch, wie er das ihm gegebene Zeitkapital in dieser Welt, in die hinein er zur Prüfung geboren wurde, nutzen kann, und er bewertet die Ereignisse, die ihm widerfahren, entsprechend. Er weiß, dass der Zweck seines Lebens darin besteht, den Schöpfer zu erkennen und ihm durch Gehorsam näherzukommen, und dass Krankheiten ihn sowohl reinigen als auch seine geistige Position erhöhen, wenn er geduldig ist. Mühen, deren Weisheit und Geheimnis bekannt sind, bereiten dem Menschen geistige Freude und Vergnügen. In den heiligen Büchern wird beschrieben, dass Gottes geliebte Diener durch Mühen und Unglücke geprüft werden und dadurch in hohe Positionen aufsteigen. Die spirituellen Aromen, die seinen ganzen Körper umgeben, machen den Gläubigen kraftvoll und jung. Weil es in seinem Gewissen keinen Zufall mehr gibt, gibt es keine Einsamkeit. Es gibt einen Schöpfer mit unendlicher Macht. Er ist sowohl barmherzig als auch weise. Dann sind das Alter und die Krankheiten, die den Menschen befallen, nicht das Ergebnis von Zufällen. Der Preis dafür ist sehr hoch. Der

Lohn ist das ewige Paradies, in dem eine Stunde tausend Jahre angenehmen Lebens in der Welt aufwiegen. Es gibt auch die Belohnung, die Schönheit des Schöpfers zu sehen und zu betrachten, und ein Jahr Leben im Paradies ist nicht einmal eine Stunde dieser Schönheit:

Ich bin dem Herausgeber Arhan Kardas und seinem Team dafür dankbar, dass sie sich der Arbeit einer Übersetzung des Werkes in eine allgemein verständliche Sprache angenommen und so die Tür zu diesen Schönheiten geöffnet haben.

Abdullah Aymaz

Einleitung in „Die Kunst der Heilung“

Die Kunst der Heilung, bekannt als „25. Reflexion“ oder als „Abhandlung über die Kranken“ ist eines der meistgelesenen Werke des Lehrmeisters. Sie wurde laut verifizierten Angaben in vier Stunden verfasst und kann in derselben Zeit, ja schneller gelesen werden. Die deutsche Übertragung hat dagegen mehr als 60 Stunden in Anspruch genommen, da es uns darum ging, die Kernaussagen und den Ansatz jedes Heilmittels deutlich herauszuarbeiten.

Der aufmerksame Leser wird sofort bemerken, dass jedes Heilmittel einen anderen Aspekt von Krankheit und Kranken behandelt, sei es, dass es eine Vertiefung des vorangegangen darstellt, sei es, dass es völlig neu ansetzt. Das Spektrum der Themen reicht von der Natur und der Beschaffenheit der Krankheit bis hin zu ihren Weisheiten und positiven Ergebnissen, die sogar den Geist betreffen, sowie den Umgang mit Krankheit und Kranken.

Der Begriff „Rezept“ erscheint als Zusatz einiger Titel des Lehrmeisters. Beispielsweise hat „Die Urteilsbildungen“[1] den Untertitel „Rezept der obersten Schicht“ und „Dialektik und Debat-

1 Muhakemat

ten"[2] ist ein „Rezept der durchschnittlichen Bürger". Der „Kunst der Heilung" wird der Beiname „Spirituelles Rezept" gegeben. Der Lehrmeister selbst wurde dementsprechend auch „der *Weise Doktor* des Zeitalters" genannt.

Die Übersetzung des Werkes erfolgte während der Covid-19-Pandemie, wie übrigens auch die des Zehnten Wortes über Gott und das Leben nach dem Tod. Unsere Mittwochsrunde, die aus Teilnehmerinnen und Teilnehmern aus dem ganzen deutschsprachigen Raum besteht, benötigte dafür ein halbes Jahr. Ein besonderer Dank geht an Frau Rümeysa Yilmaz und Frau Kübra Dalkilic sowie an die Herren Ahmet Derin und Ismet Macit, die sich intensiv und sehr regelmäßig eingebracht und maßgeblich zu den Zwischenüberschriften sowie der Erstellung des Fußnotenapparats beigetragen haben.

Das hier vorliegende „spirituelle Rezept" vermittelt tiefgründige Wahrheiten über die Entstehung und Heilung von Wunden, die aus körperlichen Krankheiten hervorgehen. Der Meister, der sein ganzes Leben lang mit verschiedenen spirituellen und körperlichen Krankheiten und Verletzungen zu kämpfen hatte, zeigt

---

2 Münazarat

uns ganz besondere Aspekte der Gnade in der Krankheit und Wege zur Heilung auf.

Was sich an dieser Übertragung als zutreffend erweist, verdankt sich dem Segen des Allweisen Einen. Alles, was unzutreffend ist, entstammt meiner Unzulänglichkeit. Die sachkundigen Leserinnen und Leser sind aufgerufen, uns die Fehler zu berichten.

Wir wünschen allen Kranken gute Besserung und allen Gesunden weiterhin Wohlergehen und Erfolg.

Maximilian Elias Friedler

Hamburg, 6. Mai 2023

Fünfundzwanzigste Reflexion

Beinhaltet fünfundzwanzig Heilmittel

Diese Abhandlung wurde als eine Salbe, als ein Trost, als ein spirituelles Rezept, als ein Krankenbesuch[3] und als ein bester Wunsch zur Genesung für die Kranken verfasst.

---

3 *iyadetü'l-mariz:* Einen Kranken zu besuchen ist ein ethisches Konzept in der islamischen Tradition. Der Prophet Muhammed (Frieden und Segen seien mit ihm) pflegte Kranke zu besuchen. Es ist so tief in der Tradition verankert, dass es als *wadjib angesehen* wird, einen Kranken, der keine Familie und Nahestehenden hat, zu besuchen und sich um seine Belange und Bedürfnisse zu kümmern. Vgl. Überlieferungen in den Hadithwerken von beispielsweise Imam Muslim (Kapitel Birr, Hadith Nr. 54, https://sunnah.com/muslim:2569). In der Bibel gibt es eine ähnliche Textstelle: Matthäus 25:43.

Eine Erinnerung und Bitte um Nachsicht

Dieses spirituelle Rezept wurde schneller[4] als alle anderen unserer Schriften verfasst. Wie es zügig abgefasst wurde, so wurde es auch nur einmal schnell überarbeitet.[5] Das bedeutet, es ist als erstes Manuskript konfus geblieben. Um den ungezwungenen Einfall des Herzens nicht mit Sprachkunst und Präzision zu zerstören, haben wir es nicht für nötig gehalten, es nochmals zu redigieren. Mögen die Lesenden, insbesondere die Kranken, mir manche unglücklichen Formulierungen oder harten Worte und Ausdrücke nicht übelnehmen, sondern auch für mich beten.

بِسْمِ اللّٰهِ الرَّحْمٰنِ الرَّح۪يمِ

اَلَّذ۪ينَ اِذَٓا اَصَابَتْهُمْ مُص۪يبَةٌ قَالُٓوا اِنَّا لِلّٰهِ

وَاِنَّٓا اِلَيْهِ رَاجِعُونَ ۞ وَالَّذ۪ى هُوَ يُطْعِمُن۪ى

وَيَسْق۪ينِ ۞ وَاِذَا مَرِضْتُ فَهُوَ يَشْف۪ينِ

4 Fußnote des Verfassers: Diese Abhandlung wurde in einer Zeitspanne von viereinhalb Stunden verfasst. Ja, (Rüştü), ja (Re'fet), ja (Hüsrev); ja (Said).

5 Anmerkung der Redaktion: Die deutsche Übertragung dieser Abhandlung erfolgte mit großer Sorgfalt und Genauigkeit.

„Im Namen Gottes, des Erbarmers, des Barmherzigen.

Jene die, wenn sie ein Unglück trifft, sagen: „Wahrlich, Gott gehören wir (als Seine Geschöpfe und Diener), und wahrlich, zu Ihm kehren wir zurück.“[6]

„Und Er ist es, der mir zu essen und zu trinken gibt; und der mich, wenn ich krank werde, wieder heilt.“[7]

In dieser Reflexion erläutern wir überblicksartig fünfundzwanzig Heilmittel, die ein wahrer Trost und eine hilfreiche Salbe für die Kranken und von Unheil Betroffenen, welche ein Zehntel der ganzen Menschheit ausmachen, sein können.

---

6 El-Baqara 2:156.

7 Schu`ara 26:79 – 80.

DAS ERSTE HEILMITTEL

Die Krankheit verlängert das Leben

O du auswegloser Kranker! Mach dir keine Sorgen. Sei geduldig. Deine Krankheit ist für dich kein Unheil, sondern ein Segen. Denn das Leben ist ein Vermögen und vergeht. Wenn es keine Früchte trägt, ist es verschwendet. Mit Bequemlichkeit und Gottvergessenheit vergeht es noch schneller. Die Krankheit aber sorgt dafür, dass dein Vermögen mit gewaltigen Profit Früchte trägt. Sie verhindert diese Flüchtigkeit. Vielmehr hält die Krankheit das Leben fest und verlängert und weitet es, bis es schließlich, nachdem es seine Früchte getragen hat, davongehen kann. Das bekannte Sprichwort, welches häufig im Volksmund verwendet wird, „Die Zeit des Unglücks ist sehr lang, die Zeit des Glücks wiederum sehr kurz" unterstreicht, dass Krankheit das Leben verlängert.[8]

---

8 Der Lehrmeister benutzt das Sprichwort in einem anderen Sinne als auf den ersten Blick vermutet. Er führt seine Gedanken in der zweiten Reflexion aus: „Es gibt ein berühmtes Sprichwort: „Die Zeit des Unheils ist lang". Ja, die Zeit des Unheils ist lang. Aber sie ist nicht lang, weil sie mühsam ist, wie man in der Volksterminologie denkt, sondern sie ist lang, weil sie lebenswichtige Ergebnisse bringt, wie ein langes Leben."

DAS ZWEITE HEILMITTEL

Die Krankheit als passiver Gottesdienst

Oh, du ungeduldiger Kranker! Sei geduldig, ja sogar dankbar. Diese Krankheit kann die Minuten deiner Lebenszeit zu je einer Stunde des Gottesdienstes umwandeln.

Denn es gibt zwei Arten des Gottesdienstes: Einer ist der aktive, wie die allgemein bekannten täglichen Hauptgebete und Bittgebete, *und* der andere ist der passive [der nicht im eigentlichen Sinne verrichtet, sondern eher erduldet wird]. Krankheiten und Unglücksfälle sind Beispiele für diese zweite Art. Durch diese spürt der Betroffene seine Machtlosigkeit und Schwäche, sucht bei seinem Barmherzigen Schöpfer Zuflucht und fleht Ihn an. Auf diese Weise wird ein reiner, ehrlicher und geistiger Gottesdienst [nämlich ein Gottesdienst durch die richtige Haltung] erreicht.

Es existieren authentische Überlieferungen, denen zufolge die Zeiten, die ein Gläubiger in Krankheit verbringt, ihm als Gottesdienst angerechnet werden, vorausgesetzt er klagt Gott nicht an.[9] Weiteren authentischen Berichten und wahrhaftigen spirituellen Entdeckungen zufolge kommt eine einminütige Krankheit einiger geduldiger und dankbarer Leidende einer

---

9 Buchārī, Djihād 134; Ahmed ibn Hanbel, el-Musned 4/410; el-Beyhaqī, Schuʿabu'l-īmān 7/182.

Stunde des Gottesdienstes gleich. Bei manchen Menschen der Vervollkommnung kommt eine Minute sogar einem ganztägigen Gottesdienst gleich.

Anstatt dich also zu beklagen, solltest du dankbar für die Krankheit sein. Sie gibt dir für jede Minute deines Lebens eintausend Minuten und beschert dir damit ein langes Leben.

DAS DRITTE HEILMITTEL

Die Krankheit als mahnende Lehrmeisterin

O du Kranker, dem es an Ausdauer mangelt! Der Mensch ist nicht auf diese Welt gekommen, um es sich bequem zu machen und den Genuss auszuschöpfen. Die Tatsache, dass alle, die ununterbrochen in diese Welt kommen, sie auch wieder verlassen, dass die Jungen alt werden und dass sich die Welt stets um Vergänglichkeit und Trennung dreht, ist ein Zeugnis dafür.[10]

Der Mensch ist das vollkommenste, höchste und das am reichsten ausgestattete aller Lebewesen und darf durchaus als Sultan/König der Lebewesen gelten. Doch trotzdem führt er im Vergleich zu den Tieren ein sorgen- und kummervolles

---

10 „Du erkennst, dass die Dekorationen und feierlichen Verschönerungen in dieser Welt nicht existieren, damit man sich an ihnen vergnügt oder sich ihrer schlendernd ergötzt. Auch wenn sie kurzzeitig Freude bereiten mögen, so verursachen sie durch ihre Vergänglichkeiten doch langfristig Qualen. Sie lassen sich zwar kosten, um deinen Appetit zu wecken, dennoch reichen sie nicht aus, um dich zu sättigen. Denn entweder ist die Lebensdauer dieser Schönheiten zu kurz oder deine Lebensdauer reicht nicht aus, um sie auszukosten. Demzufolge zielen diese äußerst kostbaren Schönheiten von kurzer Dauer auf Besinnung, auf Dankbarkeit ab. Sie wecken [als Schatten] Begeisterung für die immerwährenden Originale, die Ursprünge. Sie zielen auf weitere, erhabene Zwecke ab.“ (Kleine Worte, Zehntes Wort, Sechste Wahrheit, Dritter Grundsatz: Schönheiten dieser Welt dienen zur Besinnung).

Leben, weil er ständig über die vergangenen Freuden und zukünftigen Heimsuchungen grübelt. Insofern führt er ein Leben auf einer Stufe, die unter jener der Tiere liegt.[11]

Folglich ist der Mensch nicht auf die Welt gekommen, um in Bequemlichkeit und Vergnügen zu leben. Vielmehr ist der Mensch, der mit einem gewaltigen Kapital ausgestattet ist, hierhergekommen, um für ein ewiges, unvergängliches und glückseliges Leben zu arbeiten und somit den erforderlichen Handel zu tätigen.[12] Das Kapital, das ihm anvertraut wurde, ist die Spanne des Lebens. Gäbe es keine Krankheit, würden Gesundheit und Wohlbefinden zu Gottvergessenheit verleiten; sie würden die Welt als Freudental präsentieren und das jenseitige Leben in Vergessenheit geraten lassen.

So will der Mensch nicht an das Grab und den Tod denken. Gesundheit und Wohlbefinden lassen ihn sein Lebenskapital für banale Dinge ausgeben.[13] Die Krankheit aber öffnet dem Menschen die Augen und sagt zu seinem Dasein und seinem Leib: „Du bist nicht unsterblich und

---

11 Vgl. Kleine Worte, S. 20 f.: Verleugnung bedeutet Trennung vom Schöpfer.

12 el-Fātir, 35:29; et-Tewbe, 9:111.

13 Buchārī, riqāq 1; Tirmidhi, zuhd 1.

wurdest dir nicht selbst überlassen. Du hast einen Auftrag. Lass dich nicht blenden und um den Verstand bringen![14] Gedenke des Einen, Der dich erschaffen hat. Wisse, dass man dich einst ins Grab legen wird, und bereite dich entsprechend vor." Aus dieser Perspektive betrachtet ist die Krankheit eine Ratgeberin, die niemals trügt, eine mahnende Lehrmeisterin. Beklage dich also nicht über deine Krankheit, sondern sei in dieser Hinsicht dankbar. Sollte die Krankheit jemandem zu schwer fallen, sollte er [Gott für sich] um Geduld bitten.

14 Vgl. el-Infiṭāl 82:6 – 7.

DAS VIERTE HEILMITTEL

Die Krankheit als Vermittlerin von Gottes Namen

O du jammernder Kranker! Zu klagen steht dir nicht zu, vielmehr sollst du danken und dulden. Denn dein Dasein, deine Glieder und deine Ausstattung sind nicht dein Eigentum. Weder hast du sie hergestellt noch in irgendeinem Atelier gekauft. Folglich sind sie das Eigentum eines anderen und ihr wahrer Eigentümer verfügt über sein Eigentum, wie er will.[15]

Allegorie vom Modeschöpfer und dem obdachlosen Model

Im sechsundzwanzigsten Wort wird erklärt, wie ein ziemlich reicher und begabter Modeschöpfer sein wertvolles Vermögen und seine bewundernswerten Kunstwerke zur Schau stellen will. Er zahlt einem *obdachlosen Menschen*[16] seinen Lohn[17] dafür, dass er ihm als Model dient, sodass er an ihm seine Kunstfertigkeit und seinen unschätzbar großen Reichtum vorführen kann. Eine knappe Stunde lang kleidet er diesen Armen in ein mit Edelsteinen besetztes und stil-

15 Possessio, Eigentumsrecht verleiht dem Eigentümer folgende Ansprüche: usus, fructus und abusus. Sinngemäß heißt das: Der Eigentümer kann sein Eigentum nutzen, beliebig von seinen Früchten profitieren und es abnutzen.

16 *miskin.*

17 Die ganzen irdischen Freuden sowie das ewige Leben.

voll gefertigtes Hemd und Gewand, das er selbst angefertigt hat.

Während das Model das Gewand noch am Körper trägt, überarbeitet und moduliert der Modeschöpfer es und versetzt ihn in verschiedene Lagen, um die Vielfalt seiner hervorragenden Kunstfertigkeiten unter Beweis zu stellen. Er schneidert am Gewand herum, verändert es, verlängert es hier und kürzt es dort. Steht nun überhaupt dem belohnten armen Model zu, Folgendes zu sagen: „Du bereitest mir nur Schwierigkeiten. Deine Aufforderungen, mich zu bücken und wieder aufzustehen, bereiten mir nur Umstände. Außerdem ruinierst du mein gutes Aussehen, indem du das Kleidungsstück, welches mich deutlich verschönert hat, schneidest und kürzt!"? Hat das Model wirklich das Recht dazu, dem Modeschöpfer zu unterstellen, dass er ihn unbarmherzig und unfair behandelt?

Von der Allegorie zur Wahrheit

O du Kranker, genau wie in diesem Beispiel kleidete dich der Majestätische Künstler mit einem Körpergewand, welches mit edelsteinähnlichen, leuchtenden Sinnen wie Seh- und Hörvermögen, Verstand und Herz geschmückt ist, um die Kunststickerei Seiner Schönsten Namen zur Schau zu stellen. Deshalb versetzt er dich in zahlreiche Zustände und Situationen und verändert dich. Wie du durch Hunger Seinen Namen „Der Versorger“ kennen lernst, so sollst du durch deine Krankheit Seinen Namen „Der Heiler“ kennen lernen. Weil das Wirken und die Verfügungen einiger Seiner Namen in Leid und Unglück Gestalt annehmen, bergen Leid und Unglück neben Schimmern der Weisheit auch Strahlen der Barmherzigkeit in sich, in denen zahlreiche Schönheiten funkeln. Würde sich der Schleier zwischen uns und Gottes Wirken lüften, so würdest du hinter dem Schleier deiner Krankheit, die du heute so fürchtest und verabscheust, viele sympathische und liebenswerte Sinngehalte und Weisheiten hervortreten sehen.

DAS FÜNFTE HEILMITTEL

Die Krankheit als Gunst Gottes und eine Art von Gesundheit

O du leidgeprüfter Kranker! Meine Erfahrungen haben mich davon überzeugt, dass die Krankheit für manche eine Gunst Gottes und ein barmherziges Geschenk ist. Im Laufe der letzten acht, neun Jahre haben mich einige jungen Personen besucht, damit ich aufgrund ihrer Krankheiten für sie bete, obwohl ich dessen nicht würdig bin. Dabei fiel mir auf, wann immer ich irgendeinen kranken jungen Menschen sah, begann er, im Gegensatz zu den anderen, über sein jenseitiges Leben nachzusinnen. Er war dem typischen Rausch der Jugend nicht verfallen und zumindest bis zu einem gewissen Grade den tierischen Gelüsten und sinnlichen Begierden entkommen, die der Gedankenlosigkeit und der Gottvergessenheit entspringen. Meine Beobachtung veranlasste mich, solche Menschen daran zu erinnern, dass ihre erträglichen Krankheiten eine Gunst Gottes darstellen. Ich habe gepflegt zu sagen: „Bruder, ich habe nichts gegen deine Krankheit. Ich empfinde wegen deiner Krankheit kein Mitleid mit dir, sodass ich für dich beten müsste. Übe dich in Geduld, bis die Krankheit dich vollständig [aus dem Schlaf deiner Gottvergessenheit] geweckt hat. Wenn sie dann ihren Zweck erfüllt hat, wird dir der Barmherzige Schöpfer, so Er denn will, Genesung schenken."

Ich pflegte ihnen außerdem zu sagen: „Manche deiner Altersgenossen geraten durch die Versuchung der Gesundheit in Gottvergessenheit und Unachtsamkeit, unterlassen das Hauptgebet, denken nicht über das Grab nach und vergessen Gott. Sie erschüttern und beschädigen ihr unendliches Leben – oder zerstören es sogar gänzlich – nur um der Scheinvergnügung einer Stunde des irdischen Lebens Willen.

Du aber siehst durch das Auge der Krankheit dein Grab – deine Raststätte, wohin du unzweifelhaft gehen wirst – und entdeckst dahinter auch weitere jenseitige Wohnstätten.[18] Danach richtest du dein Handeln aus. Folglich ist die Krankheit für dich eine Art von Gesundheit, während die Gesundheit einiger deiner Altersgenossen in Wirklichkeit eine Art von Krankheit ist."

18 Siehe auch Kleine Worte, S. 101: „Die Exilreise ist eine lange Prüfungsreise und sie führt uns von der Seelenwelt in die diesseitige Welt, über den Mutterleib durch die Jugend ins hohe Alter, um schließlich ins Grab und die Zwischenwelt zu münden, von wo es weitergeht zum Tag der Auferstehung und zum Passieren der Sirat-Brücke [hinter der das ewige Leben im Jenseits beginnt]."

DAS SECHSTE HEILMITTEL

Die Krankheit als Quelle zukünftiger Genüsse

O du über das Leid klagender Kranker! Ich bitte dich, denke über deine vergangene Lebenszeit nach und rufe dir die unbeschwerten, fröhlichen Tage voller Genuss ebenso wie die lästigen und kummervollen Zeiten in Erinnerung.

Wahrscheinlich wirst du entweder „Hach!“ oder „Ach herrje!“ sagen. So werden dein Herz oder deine Zunge entweder die Worte „Gedankt und gelobt sei Gott!“ oder aber „O weh!“ formen.

Gib acht: Was dich veranlasst, [einen Seufzer der Erleichterung auszustoßen und] zu sagen „Hach, gedankt und gelobt sei Gott!“, ist die Tatsache, dass dein Nachdenken über vergangene Leiden und Heimsuchungen eine spirituelle Genussquelle anzapft, sodass dein Herz Dankbarkeit empfindet. Denn die Vergänglichkeit des Schmerzes und des Leidens bereitet Genuss. Diese Leiden und Plagen ließen der Seele bei ihrem Vergehen solch eine Genussquelle zurück, dass, wann immer auch diese durch Nachdenken angezapft wird, Freude aus der Seele fließt und Dankbarkeit aus ihr tropft.

Was dich hingegen „O weh!“ ausrufen lässt, sind die genussvollen, sorgenfreien Momente, die du in der Vergangenheit erlebt hast. Deren Entschwinden vererbt eine dauerhafte Schmerzquelle in deiner Seele. Jedes Mal, wenn du an sie zurückdenkst, wird diese Schmerzquelle wieder angezapft und Bedauern und Sehnsucht fließen daraus.

So wie ein unerlaubtes Vergnügen von einem Tag manchmal einen geistigen Kummer von einem Jahr bereitet, so bringt ein Leiden, das aus einer eintägigen, vorübergehenden Krankheit resultiert, viele Tage geistigen Genusses der Belohnung mit sich. Zudem birgt diese Krankheit eine weitere seelische Freude, die aus ihrem Entschwinden und der Befreiung von ihr entspringt.

Denke also im Moment der vergänglichen Krankheit, die dich plagt, an ihr Ergebnis und die Belohnung, die ihr innewohnt, und sag: „O Gott, auch die wird einmal vergehen!" Sei dankbar, statt zu klagen.

Ein weiteres sechstes Heilmittel[19]

Verpassen der weltlichen Freuden wegen Krankheit ist nicht von Nachteil

O mein Mitmensch, der über [das Verpassen] der

19 Da diese Reflexion auf ungezwungene Weise in mein Herz eingefallen ist, wurden im sechsten Punkt zwei Heilmittel geschrieben. Wir haben diesen Punkt so belassen, wie er ist, um seine Ungezwungenheit nicht

Freuden dieser Welt nachdenkt und [deshalb] unter der Krankheit leidet! Wäre diese Welt unvergänglich und stünde auf unserem [Lebens]weg nicht der Tod und würden die Winde von Trennung und Vergänglichkeit nicht wehen und existierten in der stürmischen Zukunft voller Heimsuchungen keine *geistigen Winterzeiten*[20], dann würde ich mit dir zusammen deinen Zustand bemitleiden.

Da uns aber die Welt eines Tages „Los, raus" sagen und dann ihre Ohren vor unserem Jammergeschrei verschließen wird, sollten wir durch die Warnung der Krankheit, noch bevor die Welt uns verstößt, unsere Liebe zu ihr entziehen. Be-

---

zu beeinträchtigen. Wir haben sie nicht verändert mit der Vermutung, dass darin ein Geheimnis liegen könnte.

20 *mânevî kış mevsimleri*: Unter *geistigen Winterzeiten* versteht der Lehrmeister mindestens zwei Sinngehalte: Der eine bezeichnet eine Zeitspanne, in der die universellen Menschenwerte, religiöse Tugenden, Menschlichkeit und Barmherzigkeit unter der Decke der Verkennung, der Verleugnung, des Aberglaubens sowie des Ablehnens versteckt bleiben. Der Lehrmeister sagt eindeutig"*Was kann ich tun, ich habe mich beeilt, ich bin im Winter gekommen. Ihr werdet in einem himmlischen Frühling kommen.*" (siehe Münâzarat) Der zweite Sinngehalt bezeichnet den Weltuntergang und den darauffolgenden Winter der Schöpfung bis zum Frühling der Auferstehung.

vor sie uns verlässt, müssen wir versuchen, sie aus dem Herzen zu tilgen.[21]

Ja, die Krankheit erinnert uns daran und sagt: „Dein Körper besteht nicht aus Stein und Eisen; er ist aus ganz unterschiedlichen Materialien zusammengesetzt, die dauernd dazu neigen, sich zu zersetzen. Lege also deinen Hochmut ab, mache dir deine [angeborene] Machtlosigkeit bewusst, erkenne deinen [wahren] Eigentümer und deinen Auftrag und lerne, warum du auf die Welt gekommen bist." Ins Ohr deines Herzens flüstert die Krankheit all dies mit einer verdeckten Mahnung.

Außerdem ist keine Freude und kein Vergnügen dieser Welt dauerhaft. Illegitime Freuden und Genüsse wiederum sind sowohl vergänglich als auch leidvoll und sündhaft.

Weine also nicht, weil du diese weltlichen Freu-

---

21 *Die Welt aus dem Herzen zu tilgen (Dünyayı kalben terk etmek):* In seinem Werk Mesnevi-i Nuriye führt der Lehrmeister aus, was er unter *„die Welt von Herzen tilgen"* versteht. Man soll die Welt aus dem Herzen tilgen, jedoch soll man sich aus ihr nicht gänzlich zurückziehen, sondern durch Taten an ihr festhalten. Er nennt vier Gründe, um dies zu tun. Als Erstes nennt er die Unbeständigkeit und Vergänglichkeit der Erde und die daraus entstehenden Leiden für den Menschen. Dies ist auch seine Argumentation in diesem Heilmittel.

den wegen der Krankheit verpasst hast. Im Gegenteil, bedenke, dass du durch die Krankheit einen geistigen Gottesdienst leistest [, indem du sie erträgst]. Halte dir die jenseitige Belohnung vor Augen und versuche sie zu genießen.

DAS SIEBTE HEILMITTEL

Krankheit als Vermittlerin verschiedener Genussstufen und des Wertes der Gesundheit

O du Kranker, der den Genuss an seiner Gesundheit verloren hat! Deine Krankheit lässt die Freuden der segensreichen Gnadengaben Gottes in der Gesundheit nicht verderben, vielmehr lässt sie diese Freude bewusst kosten und vermehrt sie sogar.

Denn wenn etwas dauerhaft anhält, lässt seine Wirkung nach. Die zur Wahrheit gelangten Gottesfreunde[22] sagen übereinstimmend: „Die Dinge erkennt man anhand ihrer Gegensätze" [bzw. anhand ihres Fehlens].[23]

Gäbe es zum Beispiel keine Dunkelheit[24], so wüsste man nicht, was Licht ist, und könnte sich auch nicht daran erfreuen. Ohne Kälte[25] würde man die Wärme nicht wahrnehmen und genießen. Ohne Hunger würde das Essen keinen Genuss bescheren. Ohne Durst[26] wäre das Trinken

---

22 *ehl-i hakikat:* in der Sufiliteratur ein Fachbegriff für Freunde Gottes, die die Stufen Scheriat (das Achten der normativen Gebote und Verbote), Tariqa und Gotteserkenntnis erklommen und sowohl spirituell als auch intellektuell die Wahrheit, also Gott, erkannt haben. [Anm. d. Übers.]

23 et-Tabarī, Djāmiʿuʾl-beyān 19/19. El-Ghazāli, Ihyāʾu ʿulūmiʾd-dīn 4/321.

24 Dunkelheit = Fehlen des Lichts.

25 Kälte = Fehlen der Wärme.

26 *Mide harareti* = Hitze des Magens. Wurde als Durst übersetzt.

nicht erfrischend. Ohne Unwohlsein empfände man kein Wohlbefinden. Ohne Krankheit könnte man die Gesundheit nicht wertschätzen.

Der Allweise Schöpfer hat den Menschen geistig und körperlich so reich ausgestattet, dass er die Vielfalt und zahlreiche Arten der Gnadengaben im Universum wahrzunehmen, zu erkennen und zu kosten vermag. Dies zeigt, dass der Allweise Schöpfer dem Menschen jede einzelne Stufe Seiner Gunst empfinden und jede einzelne Gnadengabe schmecken lassen und ihn stets in Richtung Dankbarkeit lenken will. Selbstverständlich wird Gott daher sowohl Gesundheit und Wohlbefinden als auch Krankheiten, Unwohlbefinden und Plagen bescheren [, die diese Genussstufen bedingen].

Also frage ich dich: Wären dein Kopf, deine Hand oder dein Magen nicht von dieser Krankheit betroffen, würdest du dann für die genussvollen und freudigen Gnadengaben eines gesunden Kopfes, einer gesunden Hand und eines gesunden Magens wahrnehmen und dafür Dankbarkeit empfinden? Sicherlich würdest du nicht danken, ja sogar nicht mal daran denken. Du würdest mit deiner Gesundheit unachtsam umgehen und sie leichtsinnig in Gottvergessenheit verbrauchen, ja sogar für Ausschweifungen verschwenden.

DAS ACHTE HEILMITTEL

Körperliche Krankheit öffnet das Fenster zum Glauben

O du Kranker, der sich über sein Jenseits sorgt und darüber nachdenkt! Die Krankheit reinigt dich, ähnlich wie Seife, vom Schmutz der Sünden.

In authentischen Hadithen[27] steht fest, dass die Krankheiten *Sühne für Sünden*[28] sind. Einem anderen Hadith entnehmen wir: „Genauso wie die Früchte von einem gereiften Baum abfallen, wenn man ihn schüttelt, fallen die Sünden vom Gläubigen ab, wenn er aufgrund einer Krankheit zittert und geschüttelt wird."[29]

Sünden sind im ewigen Leben dauerhafte Krankheiten. Auch in diesem irdischen Leben sind sie seelische Krankheiten für Herz, Gewissen und Geist.

---

27 Beispielsweise wird von Abdullah b. Mesud überliefert: Ich besuchte den Gesandten Allahs (Friede & Segen sei mit Ihm), während er an hohem Fieber litt. Ich berührte ihn mit meiner Hand und sagte: „O Gesandter Allahs (Friede & Segen sei mit Ihm)! Du hast hohes Fieber." Der Gesandte Allahs (Friede & Segen sei mit Ihm) sagte: „Ja, ich habe so viel Fieber wie zwei Männer von euch." Ich sagte: „Ist es, weil du eine doppelte Belohnung bekommst?" Der Gesandte Allahs (Friede & Segen sei mit Ihm) sagte: „Ja, kein Muslim wird wegen Krankheit oder anderer Unannehmlichkeiten mit Schaden behaftet, sondern dass Allah seine Sünden für ihn entfernen wird, wie ein Baum seine Blätter abwirft." (Bukhari, Marda, 1, 2, 13; Muslim, Birr, 14) [Anm. d. Übers.]

28 *keffâretü'z-zünub*

29 Buchārī, marḍā 1, 2, 13, 16; Muslim, birr 14; Dārimī, riqāq 57.

Wenn du dich in Geduld übst und nicht klagst, bist du durch eine vorübergehende Krankheit von einer Vielzahl von dauerhaften Krankheiten erlöst.

Wenn du dich nicht um deine Sünden sorgst und darüber nachdenkst oder wenn du des jenseitigen Lebens nicht bewusst bist oder wenn du Gott überhaupt nicht kennst, dann leidest du unter solch einer fürchterlichen Krankheit, die eine Million Mal schwerer ist, als deine leichte Krankheit; wehklagen solltest du ihretwegen.

Denn dein Herz, deine Seele und dein *nefs*[30] stehen mit sämtlichem Sein dieser Welt in Verbindung. Aufgrund der ständigen Trennung und des ständigen Vergehens werden diese Verbindungen durchschnitten, weshalb in dir „unendliche" Wunden aufgerissen werden.

Gerade weil du nicht weißt, dass es ein Jenseits gibt, und du dir den Tod als ewige Hinrichtung

---

30 *nefs* (n.): Selbst, Ich, Ego, Seele, Triebseele, „innerer Schweinehund". *nefs verkörpert* die niederen Begierden – sowohl fleischlichen als auch seelischen Ursprungs. Es ist ein dem hebräischen (nefesch [נפש]) verwandtes Wort, was sowohl „Atem" als auch „Leben" oder „Person" bedeutet. Das Wort könnte man als „das Selbst" übersetzen. Der Koran postuliert sieben Arten des *nefs*, die mit dem *nefs emmara* (dem Übel gebietenden Selbst) anfangen und mit dem *nefs zekiyye* (dem reinen Selbst) enden. [Anm. d. Übers.]

vorstellst, hast du ein von unzähligen Krankheiten befallenen *Seelenkörper*[31], als ob du überall verwundet wärest.

Zuallererst steht dir Folgendes zu: Du solltest das endgültige Heilmittel und das einwandfrei heilende Gegengift für die unzähligen Krankheiten deines von geistigen Krankheiten befallenen großen Seelenkörpers, nämlich die Medizin des Glaubens, suchen und deine Überzeugung korrigieren. Der kürzeste Weg, diese Medizin [des Glaubens] zu finden, ist deine körperliche Krankheit: Sie zerreißt den Vorhang der Gottvergessenheit, wodurch das Fenster der Machtlosigkeit und Schwäche zum Vorschein kommt. Schaust du nun durch das Fenster hinaus, wirst du die Allmacht und Barmherzigkeit eines Allmächtigen Majestätischen Einen erkennen.

Ja, wer Gott nicht kennt, hat eine Welt voller Kummer und Unglück. Die Welt eines Menschen, der Gott kennt, ist von Licht und spiritueller Freude erfüllt. Je nach Stufe seiner Glaubensstärke verspürt er diese [in proportionaler Abhängigkeit]. Durch spirituelle Freude, spirituelle Heilung und spirituelles Wohlgefühl, die dem Glauben entspringen, schmilzt das Leid kleiner körperlicher Krankheiten dahin.

---

31 *mânevî vücud*

DAS NEUNTE HEILMITTEL

Die Krankheit ist kein wahrer Grund für den Tod und der Tod ist kein Übel

O du Kranker, der seinen Schöpfer kennt! Was den Menschen an Krankheiten beunruhigt und warum er sie fürchtet und darunter leidet, ist, dass sie manchmal einen tödlichen Verlauf nehmen. Weil der Tod aus dem Blickwinkel der Gottvergessenheit und aus oberflächlicher Sicht etwas Erschreckendes ist, versetzen ihn die Krankheiten, die zum Tod führen, in Angst und Panik.

Zunächst wisse und glaube zweifelsfrei daran, dass die Todesstunde mit Vorwissen Gottes bestimmt und nicht veränderbar ist. Viele Menschen, die am Bette der Schwerkranken weinten und dabei bei bester Gesundheit waren, sind gestorben, während die Schwerkranken Genesung fanden und überlebten.

Zweitens: Der Tod ist nicht so schrecklich, wie es scheint. Basierend auf dem Licht des weisen Korans haben wir mit völliger Sicherheit und ohne jeden Zweifel in vielen Abhandlungen des *Risale-i Nur darlegen* können, dass der Tod für Menschen des Glaubens eine Entlassung aus der Verantwortung der Pflichten des [irdischen] Lebens bedeutet.

[Der Tod] ist eine Freistellung von Übungen und Ausbildung der Gottesdienerschaft in der Prüfungsarena dieser Welt. Darüber hinaus ist der Tod ein Anlass zur Zusammenkunft mit 99 Prozent der Geliebten und Nächsten, die bereits in die andere Welt aufgebrochen sind.

Auch ist der Tod ein Mittel, um in die wahre Heimat und in die Stätte der ewigen Glückseligkeit zu gelangen. Er ist eine Einladung in die Gärten des Paradieses [, die uns] aus dem Kerker dieser Welt [befreit]. Zudem bedeutet er, an der Reihe zu sein, den Lohn der geleisteten Dienste von der besonderen Begünstigung des Barmherzigen Schöpfers entgegenzunehmen.

Da dies also das wahre Wesen des Todes ist, sollten wir in ihm nicht etwas Schreckliches sehen, sondern im Gegenteil eine Einleitung zu Barmherzigkeit und Glück. Wenn einige der Menschen Gottes[32] Angst vor dem Tod haben, dann nicht, weil sie ihn an sich fürchten, sondern vielmehr, um durch die Fortsetzung ihrer Pflichten des [irdischen] Lebens noch mehr Wohltaten und Verdienste zu erwerben. Gewiss ist der Tod für Menschen des Glaubens das Tor der Barmherzigkeit, für Menschen der Fehlleitung hingegen ein Schacht unendlicher Finsternis.

32 *ehlullah.*

DAS ZEHNTE HEILMITTEL

Unnötige Sorgen[33] als Verstärker der körperlichen Krankheit

33 *lüzumsuz merak: Die* Kranken sollen eine Art von nötigen Sorgen für ihre Krankheiten haben, um sie behandeln zu lassen und das Heil zu erlangen. Alles was darüber hinausgeht, könnte unter der Kategorie der unnötigen Sorgen betrachtet werden.

O du Kranker, der sich unnötig Sorgen macht! Unnötige Sorgen machst du dir aufgrund der Schwere deiner Krankheit. Doch diese Art von Sorgen führt dazu, dass deine Krankheit noch schwerer wiegt. Wenn du eine Erleichterung deiner Krankheit wünschst, dann versuche, dir keine unnötigen Sorgen zu machen. Konzentriere dich auf den Nutzen deiner Krankheit, auf die jenseitige Belohnung, die sie dir einträgt, und darauf, dass sie schnell wieder vorbeiziehen wird. Behebe deine unnötigen Sorgen und schneide somit die Wurzeln der Krankheit ab.

In der Tat verdoppeln unnötige Sorgen die Last der Krankheit. Unter der körperlichen Krankheit schlägt eine spirituelle Krankheit ihre Wurzeln in dein Herz, worauf die körperliche Krankheit sich stützt und bestehen bleibt.

Wenn sich die unnötigen Sorgen durch Hingabe, Zustimmung und durch die Erkenntnis der Weisheit, die hinter der Krankheit steckt, verflüchtigen, wird der körperlichen Krankheit eine wichtige Wurzel abgeschnitten. Sie wiegt leichter und sie schwindet teilweise.

Insbesondere durch unnötige Sorgen und Ängste verschlimmert sich manchmal eine eigentlich geringfügige körperliche Krankheit um ein Zehnfaches. Lösen sich diese unnötigen Sorgen und Ängste auf, so bleibt nur ein Zehntel der Krankheit zurück.

Unnötige Sorgen verstärken aber nicht nur die Krankheit, sondern gelten als eine Anklage gegen die Weisheit Gottes, eine Kritik an Seiner Barmherzigkeit und eine Beschwerde über den Barmherzigen Schöpfer. Deshalb bewirken sie das Gegenteil dessen, was man mit ihnen beabsichtigt hat, sie bringen nur neues Leid mit sich. Ja, so wie Dankbarkeit die Gnadengaben Gottes vermehrt, vermehren und verstärken Beschwerden die Krankheiten und das Unheil.[34]

Außerdem ist die unnötige Sorge selbst eine Krankheit. Ihr Heilmittel liegt darin, die dahinter stehende Weisheit zu erkennen. Da du nun ihre Weisheit und ihren Nutzen erkannt hast, trage diese Salbe auf deine unnötigen Sorgen auf und finde Genesung. Sage „Hach!“ anstelle von „Ach!“. Sprich: „Gelobt und gedankt sei Gott für alles!“[35] anstelle von „O weh!“.

34 Koranvers Ibrahim 14:7.

35 Tirmidhī, daʿawāt 128; Ebū Dāwūd, edeb 97, 98; Ibn Mādje, edeb 55, duʿāʾ 2; Ahmed ibni Hanbel, el-Musned 2/117.

DAS ELFTE HEILMITTEL

Die Macht der Geduld auf die Gegenwart anwenden und nicht zerstreuen

O kranke Schwester, die mit ihrer Geduld am Ende ist, o kranker Bruder, der keine Geduld mehr hat!

Diese Krankheit fügt dir zwar ein gegenwärtiges Leid zu, aber weil sie von ihrem Anbeginn bis heute bereits vergangen ist, gibt sie dir einen geistigen Genuss von ihrem Anbeginn bis heute. Und durch ihre jenseitige Belohnung gibt sie dir außerdem eine seelische Freude.

In der Zeitspanne nach dem heutigen Tag, vielleicht sogar nach diesem Moment [kurzum in der Zukunft] gibt es eine [tatsächliche] Krankheit nicht. Gewiss entsteht aus dem Nichts kein Leid. [Aus keiner Krankheit entsteht kein Leid.] Wenn es kein Leid gibt, kann es kein Betrübnis geben.

Deine Ungeduld entsteht dadurch, dass du dein Vorstellungsvermögen falsch einsetzt und dich in Einbildungen verlierst. Denn die tatsächliche Zeit der Krankheit, die vor dem heutigen Tag liegt, ist bereits abgelaufen und somit ist auch das damit verbundene Leid vergangen. Was davon übrig bleibt, ist ihre jenseitige Belohnung und der geistige Genuss aufgrund ihres Entschwindens.

Wenn das Nachdenken über die vergangene Zeit

der Krankheit dir Vorteil und Glück beschert, ist es verrückt, sich über sie nachdenkend Schmerz zuzufügen und Ungeduld zu zeigen.

Die zukünftigen Tage sind noch nicht gekommen. Schon jetzt über sie nachzudenken und wegen eines noch nicht existenten Leids einer noch nicht existenten Krankheit an einem noch nicht existenten Tag aufgrund einbildungsbehafteten Nachdenkens Schmerz zu empfinden und Ungeduld zu zeigen, ist verrückt. Ist es nicht verrückt, die dreifache Nichtexistenz mit der Farbe der Existenz einzufärben [und als Wirklichkeit wahrzunehmen]?

Da die vergangenen Zeiten der Krankheit dich erfreuen und da die Zeit nach dieser Stunde nicht existiert, da die Krankheit nicht existiert, da das Leid nicht existiert, solltest du die Macht der Geduld, die dir der Erhabene Wahre Eine gegeben hat, nicht rechts und links, also in Zukunft und Vergangenheit, zerstreuen, sondern auf den gegenwärtigen Schmerz konzentrieren. Suche Hilfe mit dem Ausruf des Gottesnamen „O Du Geduldiger!“ und übe dich in Geduld.

DAS ZWÖLFTE HEILMITTEL

Beständigkeit der freiwilligen Gottesdienste trotz Ausfall bei Krankheit

O du Kranker, der wegen seiner Krankheit seine Gottesdienste und seine regelmäßigen zusätzlichen Bittgebete *(ewrād)*[36] nicht verrichten und aussprechen kann und aufgrund dieser Entbehrung betrübt ist!

Wisse, nach dem Hadith steht fest: „Ein frommer, gottesfürchtiger Gläubiger, der so krank ist, dass er seine freiwilligen *ewrād*, die er normalerweise regelmäßig ausspricht, nicht leisten kann, erwirbt sich dennoch während der Krankheitsdauer deren jenseitige Belohnung."[37] Nehmen wir einen Kranken an, der normalerweise seine Kernaufgaben *(farz, farāiz)* so gut wie möglich erfüllt, so können wir sagen: Wenn dieser in Gottvertrauen und Geduld seine Kernaufgaben

---

36 *ewrâd* (arab. sg.: *wird*): freiwillige Bittgebete, die in bestimmten Intervallen, zum Beispiel täglich, alle zwei Tage, wöchentlich usw. zu rezitieren sind. Diese können eine Sure aus dem Koran oder ein Bittgebet des Propheten sein, die permanent wiederholt werden. Obwohl sie von ihrer Natur her freiwillig sind, verpflichtet sich die Person, die sie verrichten möchte, dies regelmäßig zu tun. Bediuzzaman pflegte das dreibändige Bittgebetbuch medschmū'at ul-ahzāb von Ziyauddin Gümüşhanevi alle zwei Wochen von vorn bis hinten zu lesen. Das Buch enthält mehr als tausend Bittgebete der Gefährten des Propheten und von Gottesfreunden.

37 Ebu Dawūd, Djanā'iz, 1; Ahmed ibn Hanbel, Musned, 4:418.

während der schweren Krankheitszeit verrichtet, ersetzt die Krankheit sogar in aufrichtiger und reiner Weise die von ihm verpassten übrigen Sunna-Handlungen während jener Zeit.

Darüber hinaus lässt die Krankheit die Menschen ihre angeborene Machtlosigkeit und Schwäche empfinden. Mit der Sprache dieser Machtlosigkeit und der „Zunge" jener Schwäche veranlasst ihn die Krankheit, mit der Sprache seines Zustands und mit seiner verbalen Sprache Bittgebete zu verrichten.

Der Ehrwürdige Wahre hat die Menschen in einer Machtlosigkeit ohne Grenze und Schwäche ohne Ende erschaffen, damit sie permanent Zuflucht an der Pforte Gottes suchen, Ihn inbrünstig anfragen und Bittgebete verrichten.

„Was kümmert sich mein Herr um euch, wenn ihr kein Bittgebet leistet?"[38] Dem Geheimnis dieses Verses zufolge liegt ein Sinn der Erschaffung des Menschen und gründet dessen Wert im aufrichtigen Bittgebet. Einer der Gründe des aufrichtigen Bittgebets ist wiederum die Krankheit. Aus dieser Perspektive darf über die Krankheit nicht geklagt werden, sondern Gott soll dafür gedankt werden. Der Wasserhahn des Bittgebets, den die

---

38 El-Furqān 25:77.

Krankheit aufgedreht hat, soll nach Erlangung des Wohlbefindens nicht abgedreht werden.

DAS DREIZEHNTE HEILMITTEL

Krankheit als Schatz und Geschenk Gottes

O du armer, auswegloser Mensch, der über seine Krankheit klagt! Die Krankheit ist für einige ein bedeutender Schatz, ein überaus wertvolles Geschenk Gottes. Jeder Kranke kann sich seine Krankheit im Geiste gewissermaßen als solche vorstellen.

Die Todesstunde ist [für den Menschen] ungewiss. Der Ehrwürdige Wahre hat die Todesstunde in Seiner Weisheit geheim gehalten, um den Menschen vor völliger Hoffnungslosigkeit und völliger Gottvergessenheit zu retten, um ihn [in einer gesunden Mitte] zwischen Furcht und Hoffnung zu halten und um das Gleichgewicht zwischen dem Diesseits und dem Jenseits aufrechtzuerhalten.

Die Todesstunde kann jederzeit schlagen und wenn der Tod den Menschen in Gottvergessenheit einholt, kann dies seinem ewigen Leben im Jenseits großen Schaden zufügen. Die Krankheit aber wirkt der Gottvergessenheit entgegen, lässt an das Leben im Jenseits denken, erinnert an den Tod und somit bereitet sich der Mensch darauf vor. Manche erwerben sich durch ihre Krankheit so große Verdienste, dass sie in nur 20 Tagen in einen [spirituellen] Rang aufsteigen, den sie nicht einmal in 20 Jahren erreicht hätten.

Zwei Jugendliche Gefährten, Sabri und Mustafa

In diesem Sinne gab es zwei jugendliche Gefährten von uns – möge Gott sich ihrer erbarmen: Sabri aus dem Dorf Ilema und Vezirzade Mustafa aus dem Dorf Islamköy. Obwohl diese zwei meiner Schüler Analphabeten waren, sah ich in vollem Erstaunen, dass sie in Aufrichtigkeit und im Dienste an den Glauben in den vordersten Reihen waren.[39] Der Grund war mir unbekannt. Nach ihrem Tod merkte ich, dass beide an einer schweren Krankheit litten. Von dieser Krankheit geleitet, besaßen sie, ganz im Gegensatz zu manchen anderen gottvergessenen Altersgenossen, die ihren Kernaufgaben nicht nachkommen, den größten Respekt vor Gott. Sie verrichteten die wertvollsten Dienste und erwarben sich eine Haltung, die ihnen für das Jenseits zum Segen wurde.

So Gott will, werden ihnen die Leiden von zwei Jahren Krankheit als Millionen Jahre Glückseligkeit im ewigen Leben gutgeschrieben.

Heute verstehe ich, dass mein Bittgebet und meine Wünsche für ihre Genesung, was ihr

39 Mit Dienst meint der Lehrmeister höchstwahrscheinlich die handschriftliche Vervielfältigung seiner Abhandlungen.

irdisches Leben anbetrifft, als Verwünschung galt [, denn im Falle einer Genesung hätten sie diesen Dienst nicht geleistet]. Wenn Gott will, wird mein Bittgebet und Genesungswunsch [für Diesseits] als solches Bittgebet angenommen, das für ihr Wohlbefinden und ihre Genesung im Jenseits gilt.

Ich bin überzeugt, dass sich diese beiden Jugendlichen mit ihrer Krankheit einen genauso reichen Lohn verdient haben, wie sie ihn sonst in einem zehnjährigen gottbewussten und rechtschaffenen Leben erhalten hätten.

Hätten sie hingegen, wie manche ihrer Altersgenossen, ganz auf ihre Jugend und ihre Gesundheit vertraut und wären dadurch in Gottvergessenheit und Ausschweifung verfallen und hätte der Tod, der stets auf sie lauert, sie inmitten dieses Sündenpfuhls ergriffen, wären ihre Gräber nun sicherlich keine Schatzkammern des Lichts, sondern Nester für Skorpione und Schlangen.

Wenn nun Krankheiten solch einen großen Nutzen bergen, soll man sich über sie nicht beklagen, sondern sie mit Gottvertrauen und Geduld, ja sogar mit Dankbarkeit begegnen und somit in Gottes Barmherzigkeit volles Vertrauen setzen.

DAS VIERZEHNTE HEILMITTEL

Spirituelles Augenlicht und Grauer Star[40]

40 auch bekannt als Katarakt

O du Kranker, dessen Auge [durch Grauen Star] verschleiert ist! Wenn du wüsstest, was für ein Licht und was für ein spirituelles Auge sich hinter jenem Schleier verbergen, der das Auge eines Gläubigen verschließt, würdest du ausrufen: „Hunderttausend Dank sei meinem Barmherzigen Herrn!" Diese lindernde Salbe möchte ich dir mit einem Erlebnis erklären. Und zwar:

Bittgebete nur für irdische Heilung können manchmal als Verwünschung gelten

Eines Tages verschlossen sich die Augen der Tante Süleymans väterlicherseits aus Barla, der mir acht Jahre lang in vollkommener Treue Dienst geleistet hat, ohne mich dabei auf irgendeine Weise zu kränken [, so feinfühlig und aufrichtig war er in seinem Dienst].

Diese friedfertige und rechtschaffene Frau trug eine derart übertriebene Wohlmeinung über mich, die hundertfach mehr ist als mir zusteht.[41] Deswegen fing sie mich an der Tür der Moschee

41 Die Tante ging davon aus, dass die Bittgebete vom Lehrmeister erhört werden. Der Lehrmeister wiederum dachte, es wäre eine Anmaßung, wenn er von sich selbst so denken würde. Deshalb berief er sich für das Erhören des Bittgebets auf die Rechtschaffenheit dieser Frau.

ab und erbat: „Bete dafür, dass sich meine Augen wieder öffnen."

Ich machte die Rechtschaffenheit dieser segensreichen und von Gott hingezogenen Frau zum Fürsprecher meines Bittgebets und flehte Gott inbrünstig an: „O mein Herr! Ich bitte Dich um ihrer Rechtschaffenheit willen, ihre Augen wieder zu öffnen!"

Zwei Tage später kam ein Augenarzt aus Burdur angereist und konnte ihr tatsächlich die Augen wieder öffnen. 40 Tage darauf verschlossen sie sich jedoch erneut [, sie starb]. Das stimmte mich sehr traurig und ich betete viel für sie. So Gott will, wird mein Bittgebet [für diesseitiges Sehvermögen] als solches Bittgebet angenommen, das für ihr [Sehvermögen im] Jenseits gilt.[42]

Ansonsten hätte mein Bittgebet als ein übles Bittgebet und eine Verwünschung gegolten, denn ihr blieben nur noch 40 Tage, bevor sie verstarb. Möge Gott ihr barmherzig sein!

Diese gottselige Frau musste [durch das Öffnen ihrer Augen] die schönen Weinberge und Gärten von Barla 40 Tage mit betrübten, traurigen und mitleidigen Augen des hohen Alters erblicken.

---

42 el-Buchārī, el-Edebu'l-mufred 1/248; el-Beyhakī, Schuʿabu'l-īmān 2/47.

Sie verdiente [mit ihrer Erblindung] den erfreulichen Anblick der Gärten des Paradieses aus ihrem Grab heraus für 40.000 Tage [anstatt der 40 Tage Mitleid erregenden weltlichen Anblicke]. Denn ihr Glaube war felsenfest und ihre Rechtschaffenheit war unerschütterlich.

Ja, verliert ein gläubiger Mensch sein Augenlicht und wird er als blind verstorben begraben, so wird er die *Welt des Lichts*[43] – je nach Stärke [seines Glaubens] – viel deutlicher erkennen als andere Grabesbewohner. So wie wir in dieser Welt viele Dinge sehen und die blinden Gläubigen nicht, werden sie – sofern sie als Gläubige gestorben sind – mehr sehen als die [nicht blind verstorbenen] Grabesbewohner. Ihrem Rang entsprechend blicken sie auf die Gärten des Paradieses mit ihren spirituellen Augen, die wie Teleskope die weitesten Dinge zeigen, und genießen diesen Anblick, als ob sie einen Film im Kino sehen.

Willst du solche Augen mit Licht erlangen, die dazu fähig sind, dir bereits unter der Erde das Paradies über den Himmeln zu zeigen, kannst du sie hinter dem Schleier deiner weltlichen Augenkrankheit mittels Dank und Geduld finden.

43 âlem-i nur: Hier ist das Paradies und ähnliche metaphysische Dimensionen der Freude gemeint.

Nun ist der Augenarzt, der dir den Schleier vor deinen Augen anhebt und dich mit solchen spirituellen Augen sehen lässt, der weise Arzt Koran.

DAS FÜNFZEHNTE HEILMITTEL

Krankheit als Schicksal der Propheten und Gottesfreunde

O du jammernder und ächzender Kranker! Ächze nicht, indem du dem [hässlichen] Äußeren deiner Krankheit Beachtung schenkst, sondern verschnaufe, indem du dir ihr Inneres, ihren Sinn, vor Augen hältst, und sag: „Hach!“.

Denn wenn das Innere und die Bedeutung der Krankheit nichts Schönes wären, würde der Barmherzige Schöpfer seinen geliebten Dienern keine Krankheiten bescheren.

Tatsächlich heißt es in einem authentischen Hadith Wortlaut gerecht: „Diejenigen, die die größte Versuchung erdulden, sind die Propheten, dann diejenigen, die ihnen am nächsten stehen, und dann diejenigen, die diesen am nächsten stehen.“ Also sinngemäß: „Diejenigen, die das größte Leid und die größte Versuchung erdulden, sind die besten und vollkommensten der Menschen.“[44]

Zuallererst erachteten der ehrwürdige Prophet Hiob (Friede sei mit ihm) und alle Propheten allesamt, dann alle Gottesfreunde und dann alle friedfertig rechtschaffenen Diener Gottes die von ihnen erduldeten Krankheiten als Gottesdienste mit reiner Absicht und als Geschenke des Allbarmherzigen. In ihrer Geduld waren sie

44 Tirmidhī, zuhd 57; Ibn Mādje, fiten 23; Ahmed ibn Hanbel, el-Musned 1/172, 173, 180, 185; 6/369.

dankbar. Ihre Krankheiten sahen sie als chirurgische Operation an ihrer spirituellen Anatomie an, die von der Barmherzigkeit des Barmherzigen Schöpfers vorgenommen wurde.

Du weinender und ächzender Kranker! Wenn du dich dieser Karawane des Lichts anschließen möchtest, so sei dankbar in deiner Geduld. Denn wenn du jammerst, werden sie dich nicht in ihren Geleitzug aufnehmen. So wirst du in die Abgründe der Gottvergessenen stürzen und auf einem finsteren Weg voranschreiten müssen.

Ja, manche Krankheiten, wenn sie im Tod münden, machen jene, die sie erleiden, zu *Märtyrern im übertragenen Sinne* und veranlassen eine Gottesfreundschaft, die der Stufe des Martyriums entspricht.

So gelten zum Beispiel Frauen, die durch die Geburt Krankheiten erleiden[45], und Menschen, die an Unterleibskrankheiten, durch Ertrinken, an Verbrennungen oder an einer epidemischen Krankheit sterben, als *Märtyrer im übertragenen Sinne.*[46] Außerdem gibt es so viele segensreiche

45 Eine Frau, die ein Kind zur Welt bringt, erwirbt sich den Rang einer Märtyrerin, wenn sie innerhalb von 40 Tagen nach der Geburt stirbt. [Anmerk. des Lehrmeisters]

46 Buchārā, Djihād, 30; Muslim, Imara, 164.

Krankheiten, die jemanden mit seinem Tod auf die Stufe der Gottesfreundschaft heben.

Des Weiteren schwächt die Krankheit die Liebe und Bindung zum irdischen Leben ab und lindert den Schmerz des Abschieds von dieser Welt durch den Tod, ja, veranlasst manchmal sogar, den Tod zu lieben. Für die Weltverhafteten wiederum ist der Abschied von dieser Welt extrem schmerzhaft und quälend.

DAS SECHZEHNTE HEILMITTEL

Die Krankheit erzieht zu Respekt und Barmherzigkeit

O du Kranker, der über sein Leid klagt! Die Krankheit erzieht zu Respekt und Barmherzigkeit, die für das Gemeinschaftsleben die allerwichtigsten und schönsten Tugenden sind. Denn die Krankheit befreit den Menschen von Selbstgenügsamkeit, die ihn zu Primitivität und Unbarmherzigkeit verleitet.

Der Vers „Doch nein, fürwahr ist der Mensch störrisch und lehnt sich auf, weil er meint, er sei sich selbst genug und unabhängig“[47] besagt, dass ein Mensch, der sich auf der Stufe des Diktier-*nefs befindet*, sich aufgrund seiner Gesundheit und seines Wohlbefindens völlig sich selbst genügend fühlt und seinen Geschwistern keinen Respekt zollt, die ihn doch verdienen. Er empfindet auch keine Barmherzigkeit und kein Mitgefühl gegenüber den von Unglück Betroffenen und Kranken, die durchaus Barmherzigkeit und Mitgefühl verdienen.

Erkrankt dieser Mensch nun aber selbst, so nimmt er seine eigene Machtlosigkeit und Armseligkeit wahr und sieht sich endlich dazu veranlasst, seinen Geschwistern gebührende Hochachtung zu zollen. Also begegnet er seinen gläubigen Geschwistern, die ihn besuchen oder ihn unterstützen, mit Ehrerbietung. Des

47 96:6 – 7.

Weiteren empfindet er aufgrund des menschlichen Mitgefühls, welches aus Empathie für seine eigene Gattung resultiert, eine Barmherzigkeit, die die wichtigste islamische Tugend gegenüber den geplagten Unglücklichen kennzeichnet. Indem er seinen Zustand mit dem Zustand der Anderen vergleicht, verspürt er ein Mitgefühl im wahrsten Sinne des Wortes. Solange es ihm gelingt, eilt er ihnen zu Hilfe. Zumindest betet er für ihr Wohlbefinden oder stattet ihnen Besuche ab, um nach ihrem Wohlbefinden zu fragen, was gemäß normativer Einstufung der Religion als einer der Sunna-Handlungen des Propheten gilt. Dadurch erwirbt er sich jenseitigen Lohn.[48]

48 Muslim, birr 40; Ebū Dāwūd, djenāiz 7; Tirmidhī, djenāiz 2, birr 64; Ibn Mādje, djenāiz 1, 2.

DAS SIEBZEHNTE HEILMITTEL

Der Wert des Bittgebets der Kranken/Krankheit als Schatz von Wohltaten

O du Kranker, der sich aufgrund seiner Krankheit beklagt, da er keine Wohltat vollbringen kann! Sei dankbar. Die Krankheit öffnet dir die Tür zu den aller reinsten Art(en) der Wohltaten. Die Krankheit lässt den Kranken und die Krankenpfleger, die um Gottes willen auf den Kranken aufpassen, beständig jenseitigen Lohn gewinnen. Zudem ist sie eines der wichtigsten Mittel für die Erhöhung der Gebete.

Bedeutsamkeit der Krankenpflege

In der Tat, im Kümmern um die Kranken gibt es für die Menschen des Glaubens eine bedeutende jenseitige Belohnung. Kranke nach ihrem Wohlbefinden zu fragen und sie zu besuchen, sofern es sie nicht belastet, ist eine überstrahlende Sunna des Propheten[49] und zusätzlich stellt dies eine Sühne für Sünden dar. Des Weiteren besagt ein Hadith: „Erbittet die Kranken um ihre Bittgebete, denn ihre Bittgebete werden erhöht.“[50]

Insbesondere, wenn es sich bei dem Kranken um einen nahen Verwandten, vor allem um den Vater oder die Mutter handelt, stellt deren Pflege sogar einen bedeutenden Gottesdienst dar. Sie

49 Buchārī, ʿilm 39, djizye 6, merdā 4, 5, 9 – 11, 17; Muslim, selām 47, birr 39 – 43.

50 Ibn Mādje, djenāʾiz: 1; el-Beyhaqī, Schuʿabu'l-īmān 6/541.

verspricht einen überaus wichtigen jenseitigen Lohn. Wer das Herz eines Kranken erfreut und ihn tröstet, verhält sich so, als entrichte er Almosen. Gesegnet ist das Kind, dass das sensible Herz seines kranken Vaters oder seiner kranken Mutter zufriedenstellt und dabei ihre wohlwünschende Bittgebete verdient.

Ja, die respektwürdigste Wahrheit im gesellschaftlichen Leben ist die Erwiderung mit *kindlicher* Barmherzigkeit und *vollkommenem* Respekt gegenüber der elterlichen Barmherzigkeit der Mutter und des Vaters während ihrer Krankheit [Die elterliche Barmherzigkeit soll mit kindlicher Barmherzigkeit entgegen genommen werden.]. Selbst die Engel applaudieren und loben solch eine treue Barmherzigkeitsszene, die den Zustand der Güte und der erhabenen Menschlichkeit eines solchen rechtschaffenen Kindes veranschaulicht und so rufen sie: „Wie schön hat es Gott gewollt! Gott segne dich!“[<?>]

Während der Krankheitszeit und um die Krankheit herum, treten derart angenehme, entspannende Mitgefühle, wie Mitleid und Barmherzigkeit, auf, aus denen Genüsse hervorkommen, die das Elend der Krankheit annullieren lassen.

Bittgebete der Kranken und Bittgebete für die Heilung

Dass das Bittgebet eines Kranken geschätzt und erhöht wird, ist von großer Bedeutung. In den letzten 30 oder 40 Jahren habe ich selbst immer wieder dafür gebetet, von meiner chronischen Muskelverspannung geheilt zu werden. Irgendwann aber habe ich verstanden, dass mir diese Krankheit gegeben wurde, um mich zum Bittgebet zu motivieren. Da das Bittgebet nicht durch das Bittgebet aufgehoben werden kann, oder mit anderen Worten: es sich nicht selbst auslöschen kann, wurde mir klar, dass das Ergebnis dieses Bittgebets erst im Jenseits erfolgen wird.[51] Denn das Bittgebet selbst stellt eine Form des Gottesdienstes dar. Durch die Krankheit realisieren die Kranken ihre eigene Machtlosigkeit und suchen Zuflucht an der Pforte Gottes. Daher wäre es mir, obwohl ich 30 Jahre lang um Heilung

51 Fußnote des Lehrmeisters: „Ja, einige Krankheiten stellen den Existenzgrund für manche Bittgebete dar. Wenn so ein Bittgebet zur Heilung dieser Krankheit, zu ihrer Nichtexistenz führen würde, würde das Bittgebet sich dadurch selbst annullieren, was nicht möglich ist.“ Der Lehrmeister meint Folgendes: Wenn dieses Bittgebet erhört wäre, würde die Hauptmotivation zum Bittgebet annulliert werden, d. h., das wäre ein Bittgebet, um nicht mehr zu beten. Das Erhören eines Bittgebets, um nicht mehr zu beten, ist inakzeptabel.

gebetet habe und mein Bittgebet anscheinend nicht angenommen wurde, auch nie in den Sinn gekommen, mit dem Bittgebet aufzuhören. Die Krankheit gilt außerdem als das Zeitfenster des Bittgebets. Die Heilung wiederum ist nicht das notwendige Ergebnis des Bittgebets. Wenn der Ehrwürdige Allweise Barmherzige Eine uns die Heilung dennoch gewährt, dann allein aus Seiner Gnade heraus.

Außerdem, wenn Bittgebete nicht wie erhofft erhört werden, heißt das keineswegs, dass sie nicht angenommen wurden. Der Allweise Schöpfer kennt uns besser, als wir selbst uns kennen. Er lässt uns zukommen, was gut für uns ist. Manchmal verwandelt Er für unser Wohl unsere Bittgebete, die sich auf die diesseitige Welt beziehen, in Bittgebete für das Jenseits um und erhöht sie so.

Wie dem auch sei, bei einem Bittgebet, dessen Absicht auf Grund der Krankheit eine Reinheit erlangt und dass insbesondere aus unserer Armseligkeit, Machtlosigkeit, Selbsterniedrigung und Bedürftigkeit entsteht, eine hohe Wahrscheinlichkeit, dass es angenommen wird. Die Krankheit ist ein Mittel zu einem reinen Bittgebet ohne Hintergedanken. Sowohl der fromme Kranke als auch die gläubigen Betreuer sollen solch ein Bittgebet [wertschätzen und] versuchen, davon zu profitieren.

DAS ACHTZEHNTE HEILMITTEL

Beschwerde ist Unrecht und vermehrt die Krankheit

O du Kranker, der den Weg der Dankbarkeit verlässt und sich auf den Abweg der Beschwerde begibt! Der Einlegung einer Beschwerde liegt ein Recht, ein Anspruch zugrunde. Es ist ja kein Recht von dir verletzt worden, sodass du dich beschweren dürftest.

Vielmehr liegt bei dir eine Reihe von Dankesschuld gegenüber Gott, denen du nicht nachgekommen bist. Du legst Beschwerde ein, als hättest du einen Anspruch darauf, ohne dabei den Anspruch des Ehrwürdigen Wahren erfüllt zu haben.[52]

Nein, du hast nicht das Recht, auf andere zu schauen, denen es in gesundheitlicher Hinsicht besser geht als dir, und dich zu beschweren. Vielmehr bist du verpflichtet, auf ausweglose Kranke zu schauen, denen es gesundheitlich schlechter geht als dir, und Dankbarkeit zu verkünden.

Ist dir eine Hand gebrochen, denk an jene, die ihre Hände verloren haben. Fehlt dir ein Auge, denk an all die Blinden, denen beide Augen

---

52 In der islamischen Normenlehre wird von zwei Arten von Rechten gesprochen: Gottes Rechte und Menschenrechte. Dankbarkeit, Vertrauen, Gottesdienst, Glaube, Gedenken, Einsheit Gottes zu preisen sind Gottes Rechte, mit denen Er uns verpflichtet hat.

fehlen, und danke Gott! Ja, in Bezug auf die Gnadengaben Gottes hat niemand das Recht, sich zu beschweren, indem man auf andere schaut, die mit größeren Gnadengaben bedacht worden sind. In Bezug auf die Heimsuchung und Unglück hingegen, die jemanden zustößt, steht es jedem zu, sich mit Menschen zu vergleichen, die von größeren Heimsuchungen und Unglück betroffen sind, als man selbst, sodass man dankbar wird.

Allegorie des undankbaren Armen

Dieses Geheimnis wurde an einigen Stellen im Risale-i Nur an einem Gleichnis veranschaulicht, das ich nun kurz zusammenfassen möchte:

Eine Persönlichkeit lässt einen armen, bedauernswerten Menschen auf ein Minarett hinaufsteigen. Auf jeder Stufe des Minaretts erweist er ihm unterschiedliche Wohltaten, überreicht ihm ein Geschenk; das größte Geschenk gewährt er schließlich auf der Spitze des Minaretts.

Diese Persönlichkeit erwartet von diesem Armen im Gegenzug seiner vielfältigen unterschiedlichen Gnadengaben und Geschenken eine aufrichtige Dankbarkeit, eine Dankbarkeitsempfindung. Doch der zickige Mensch zeigt Undankbarkeit, indem er schlichtweg vergisst oder kleinredet, welche Gnadengaben und Geschenke ihm bei jeder Stufe zuteil wurde, und hat stets höhere Minaretten im Blick.

„Ach wäre dieses Minarett doch nur höher, könnte ich noch weiter hinaufsteigen. Warum ist es nicht so hoch wie dieser Berg dort drüben oder das Minarett da hinten?" Welche Undankbarkeit, welch großes Unrecht es wäre, wenn er sich so zu beschweren, beginnen würde!

Von der Allegorie zur Wahrheit

Analog dazu: Ein Mensch trat aus dem Nichts ins Dasein. Er wurde nicht als Stein, nicht als Baum erschaffen. Auch ist er nicht auf der Stufe eines Tieres geblieben, sondern wurde zum Menschen, zum Muslim. Obwohl er sich lange Zeit an Gesundheit und Wohlbefinden erfreute und zahlreiche segensreiche Gnadengaben erhalten hat, gerieten ihm einige Zwischenfälle und Störungen. Diese widerfahren ihm entweder, weil er es nicht würdig ist. Oder es entgehen ihm die Gnadengaben, wie Gesundheit und Wohlbefinden, aufgrund seiner Fehlentscheidungen oder seines Missbrauchs [in Bezug auf seinen Körper oder Geist]. Oder weil seine Hände die bestimmten Gnadengaben nicht erreichen.

Nach alldem, sich zu beschweren und Ungeduld

zu zeigen, indem man sagt: „Was habe ich doch getan, dass mir so etwas widerfährt?“ und eine Haltung anzunehmen, die schließlich die Erziehende Herrschaft Gottes kritisiert, ist eine spirituelle Krankheit, die den Menschen größeren Schaden als die körperliche Krankheit bringt. Die Beschwerde vermehrt die Krankheit so, als würde man mit einer gebrochenen Hand in den Kampf ziehen. Vernünftig ist, wer sich in Geduld übt und sich Gott den Allmächtigen ergibt, gemäß der Weisheit vom Vers: „Wahrlich, Gott gehören wir, und wahrlich, zu Ihm kehren wir zurück.“[53] bis die Krankheit ihre Aufgabe erfüllt hat und wieder verschwinden kann.

53 El-Baqara 2:156.

DAS NEUNZEHNTE HEILMITTEL

Das Leben als Spiegel der schönen Namen Gottes

Alle Namen des Majestätischen Schönen Einen werden als „Die schönen Namen"[54] von Seiner Erhabenen *Samedheit*[55] betitelt und dieser Titel zeigt, dass sie ausnahmslos schön sind. In der ganzen Schöpfung gibt es keinen Spiegel, der feiner, schöner und umfassender reflektiert als der Spiegel des Lebens, das die Unabdingbarkeit des Schöpfers zeigt. Das Spiegelbild des Schönen ist auch schön. Der Spiegel, der die Schönheiten des Schönen reflektiert, wird schöner. Geradeso wie alles, was von diesem Schönen Einen in diesen Spiegel hineinfällt, auch als Spiegelbild schön erscheint, ist auch alles, was in den Spiegel des Lebens hineinfällt, vom Standpunkt der Wahrheit aus betrachtet schön. Denn in all diesen Schönheiten manifestieren sich die Ornamente der Schönen Namen Gottes, die ihrerseits ausnahmslos schön sind.

Krankheit macht das Leben wertvoller

Wenn das Leben monoton in immerwährender Gesundheit und Wohlbehagen verlaufen würde, wäre der Spiegel des Lebens unvollständig. Es würde in dieser Hinsicht ein Gefühl von Nich-

54 el-Aʿrāf 7:180.

55 Samedheit Gottes kennzeichnet Seine absolute Autonomie und Unabhängigkeit von Seiner Schöpfung, wobei die Schöpfung absolut von Ihm abhängt.

texistenz und Nichtigkeit auslösen und Überdruss hervorrufen. Eintönigkeit vermindert den Wert des Lebens und verwandelt die Lebensfreude in Unbehagen. Ein Mensch, der ein solches Leben führt, wird, um seine Lebenszeit schneller zu verbringen, diese mit Ausschweifungen und Vergnügung vergeuden. Diese Person hält sein wertvolles Leben für eine Gefängnisstrafe und wird Feind dessen, sodass sie es schnellstmöglich vertreiben und hinter sich bringen möchte.

Ein Leben hingegen, das sich verändert, permanent wandelt und die unterschiedlichsten Zustände und Phasen durchläuft, lässt uns seinen Wert spüren; es teilt die Bedeutsamkeit der Lebensdauer und den ihr innewohnenden Genuss mit.[56]

Selbst wenn das Leben von Anstrengung und Unglück begleitet wird, möchte man nicht, dass es vergeht. Der Mensch wird sich nicht mit jammernden Sätzen wie „Oh je, die Sonne ist noch immer nicht untergegangen!“ oder „Leider ist noch immer Nacht!“ beklagen.

Frag doch einmal einen reichen und unbeschäftigten Herrn, der im Komfort lebt und dem es an nichts fehlt, nach seinem Wohlbefinden. Mit Sicherheit wirst du von ihm wehleidige Sätze

56 Vgl. Noah 71:14.

zu hören bekommen wie „Die Zeit will einfach nicht verstreichen. Lass uns eine Partie Backgammon spielen“ oder „Lass uns ein Vergnügen zum Zeitvertreib finden.“ Oder du wirst Klagen vernehmen, die mit *unersättlicher Habsucht*[57] *verbunden* sind: „Mir fehlt noch dieses! Ach, hätte ich jenes noch getan!“

Frage dagegen einmal einen vom Unglück Betroffenen, einen Arbeiter oder einen Bedürftigen, der sich in einer schwierigen Lage befindet, wie es ihm geht. Wenn er vernünftig ist, wird er erwidern: „Gedankt sei Gott, es geht mir gut, ich bin arbeitstätig. Wenn nur die Tage nicht so schnell vergehen würden und ich diese Arbeit noch zu Ende bringen könnte. Die Zeit vergeht schnell und die Lebensdauer hält nicht an, sondern schwindet dahin. Tatsächlich habe ich zwar meine Schwierigkeiten, doch auch die werden vorübergehen. Denn alles vergeht so schnell.“ Mit dem Ausdruck des Bedauerns über das Vergehen seines Lebens, gibt er dir zu verstehen, wie wertvoll sein Leben ist.

Folglich vermag er unter Mühen und Arbeit das Leben wertzuschätzen. Komfort, Bequemlichkeit und Wohlbefinden dagegen verbittern das Leben, sodass er sein Ende herbeisehnt.

---

57 *tûl-i emel.*

Wohlbefinden als Farbe des Nichtseins

O du kranker Bruder und O du kranke Schwester! Wisse, dass – wie bereits an einigen Abhandlungen ausführlich und unwiderlegbar dargelegt wurde – Ursprung von Unglück und Übel, ja sogar von Sünden, liegt im Nichtsein zugrunde und sie gedeihen aus der Hefe des Nichtseins. Das Nichtsein wiederum ist übel und finster. Zustände wie permanentes Wohlbehagen, Stille, Trägheit und Stillstand liegen so nahe am Nichtsein, dass sie uns die Finsternis des Nichtseins verspüren lassen und uns Kummer bereiten. Bewegung und Veränderung hingegen sind Existenz und lassen uns unser Dasein spüren. Die Existenz wiederum ist absolutes Gut und Licht.

Folglich besagt diese Wahrheit, dass deine Krankheit deinem Körper gewissermaßen als ein Gast gesandt wurde, der viele Aufgaben zu verrichten hat. Sie veranlasst, dein wertvolles Leben zu destillieren und zu läutern, es zu stärken und es zum Aufstieg zu treiben. Sie sorgt dafür, dass die anderen Teile und Fakultäten deines Körpers den kranken Körperteil unterstützen und dass sich die Ornamente mannigfaltiger Namen des Allweisen Künstlers aufzeigen. So Gott will, wird die Krankheit ihre Aufgaben schnell erledigt haben und sich anschließend zurückziehen. Dann wird sie zur Gesundheit sagen: „Nun komm, und nimm dauerhaft meinen Platz ein. Erfülle nun du deinen Auftrag. Dies ist dein Zuhause. Bleib hier und lass es dir wohl ergehen!“

DAS ZWANZIGSTE HEILMITTEL

Wege zur Heilung von materiellen und eingebildeten Krankheiten

O du Kranker, der ein Heilmittel für sein Leiden sucht! Es gibt zwei Arten von Krankheiten, die realen und die eingebildeten. Was die realen Krankheiten betrifft, so hat der *Majestätische Weise Heiler*[58] in Seiner gewaltigen Apotheke der Erde ein Heilmittel für jede Krankheit einsortiert.[59] Diese Arzneimittel bedingen den/die entsprechenden Krankheiten. Für jede Krankheit hat Er ein Heilmittel erschaffen. Die Arzneimittel anzuwenden, um Krankheiten zu behandeln und um sich zu heilen, ist durchaus legitim. Nur muss man wissen, dass sowohl die Wirkung des Mittels als auch die Heilung dem *Ehrwürdigen Wahren Einen*[60] *zu* verdanken sind. Allein Er ist es, der die Krankheit erschafft, nur Er ist es, der die Heilung schenkt.

Den Empfehlungen meisterhaft fachkundiger[61],

58 Şâfî-i Hakîm-i Zülcelâl.

59 Buchārī, ṭibb 1; Muslim, selām 69.

60 *Cenâb-ı Hak.*

61 Fachkundiges Wissen ist überaus wichtig. Ein türkisches Sprichwort sagt: *„Ein halber Arzt beraubt dir das Leben. Ein halber Gelehrter beraubt dir den Glauben.“* Anders gesagt, ein Arzt mit Halbwissen kann dir das Leben kosten und ein Gelehrter mit Halbwissen kann dir den Glauben kosten. Es ist überaus wichtig, bei gesundheitlichen Beschwerden fachkundige Ärzte aufzusuchen und sich sogar mindestens eine Zweitmeinung einzuholen.

frommer und tugendhafter[62] Ärzten zu folgen, ist ein wichtiges Heilmittel. Denn die meisten Krankheiten resultieren aus Missbrauch, Maßlosigkeit und Exzess, Lasterhaftigkeit, Ausschweifung und Unachtsamkeit. Ein frommer Arzt wird mit Sicherheit Ratschläge und Anweisungen im Rahmen des erlaubten Kreises geben. Er wird seinem Patienten Missbrauch und Maßlosigkeit verbieten und ihm Trost spenden. Der Kranke wird auf diese Anweisung und diesen Trost vertrauen, wodurch seine Krankheit gelindert wird. An Stelle seines Kummers wird sich ein Gefühl der Erleichterung ausbreiten.

Die effektivste Arznei gegen eingebildete, nichtmaterielle[63] Krankheiten hingegen ist, dass man ihnen keine Beachtung schenkt. Je ernster man sie nimmt, desto größer wird sie und wird aufgeblasen [ganz wie ein Luftballon]. Misst man ihr hingegen keinerlei Bedeutung zu, wird sie

62 Der Grund, warum der Lehrmeister erwähnt, dass der Arzt fromm, tugendhaft sein sollte, ist folgender: Ein frommer, tugendhafter Arzt empfiehlt Lösungen innerhalb des erlaubten Kreises der allgemeinen und unter anderem islamischen Ethik. Die tugendlosen Ärzte können den Zustand des Kranken missbrauchen, um beispielsweise mehr Umsatz zu machen. Unfromme Ärzte wiederum können Alkohol, Müßiggang und Ausschweifungen als Behandlungsform anbieten.

63 *vehmî.*

kleiner und schrumpft.[64] Genauso wie Bienen einem um den Kopf herum schwirren, wenn man sie belästigt, und auseinandergehen, wenn man sie außer Acht lässt.

Angenommen, in der Dunkelheit baumelt ein Seil hin und her vor der Nase. Ausgehend von diesem Seil bildet man sich etwas ein. Je mehr man dieser Einbildung Bedeutung beimisst, desto größer wird sie. Und manchmal lässt diese Einbildung einen Menschen sogar wie einen Verrückten davonlaufen, [denn sie wird so groß, dass man das Seil für eine Schlange hält]. Misst man seiner Einbildung keine Bedeutung zu, so erkennt man, dass ein gewöhnliches Seil in der Tat keine Schlange ist und lacht über seine Panik.[65]

---

64 Sowie ein Luftballon, den man aufbläst, groß erscheint, aber in Wirklichkeit nichts enthält und leer ist, bläst auch das Beachten der eingebildeten Krankheit diese auf, sodass sie groß erscheint, obwohl man sich die Krankheit lediglich einbildet. Wenn man ihr aber keine Bedeutung beimisst, so nimmt man dem Luftballon – in diesem Fall der eingebildeten Krankheit – quasi die Luft und die Krankheit schrumpft und schwindet.

65 Das Seil ist die Krankheit. Durch die Einbildung und unnötige Bedeutungsbeimessung wird sie zur Schlange.

Dauert die eingebildete Krankheit allzu lange an, wandelt sie sich in eine reale Krankheit.[66] Menschen, die zu Hypochondrie und Nervosität neigen, leiden ganz erheblich unter solchen Krankheiten. Sie machen aus einer Mücke einen Elefanten und ihre *geistiges Immunsystem*[67] nimmt schweren Schaden. Besonders wenn sie auf unbarmherzige"Oberärzte" mit Halbwissen oder unbillige Ärzte stoßen, erwecken sie ihre Einbildungen und Ängste umso mehr. Sind sie reich, verlieren sie ihr Vermögen; sind sie nicht reich, verlieren sie ihren Verstand oder ihre Gesundheit.

66 Der Lehrmeister könnte die Hypochondrie meinen.

67 *kuvve-i mâneviye.*

DAS EINUNDZWANZIGSTE HEILMITTEL

Krankheit als Magnet des Mitgefühls der Mitmenschen/ Krankheit als Friedensstifter in der Gesellschaft

O kranker Bruder, O kranke Schwester! In deiner Krankheit liegt ein *körperliches Leid*[68]. Jedoch bist du von einer bedeutsamen *spirituellen Freude*[69] umgeben, welche die Auswirkungen dieses körperlichen Leids aufzuheben vermag.

Denn wenn du Vater, Mutter oder Verwandte um dich hast, wird deine Krankheit ihr äußerst genussvolles Mitgefühl wieder erwecken, welches du seit langem vergessen hast, zusammen mit den liebevollen Blicken, wie du sie in deiner Kindheit erfahren hast. Obendrein treten die Freundschaften, die unerkennbar und hinter Schleiern verborgen blieben, durch die Anziehungskraft der Krankheit in Erscheinung. Diese veranlasst sie, sich wieder mit Liebe um dich zu kümmern. Sicherlich erscheinen deine körperlichen Schmerzen neben all dem als gering.

All jene, durch deren Dienst du dich geehrt fühlst und um deren Wertschätzung du dich bemühst, leisten dir jetzt aufgrund deiner Krankheit ihre Dienste mit voller Barmherzigkeit; und so bist du der Herr deiner Herren geworden.

Weil du das *Mitleid deiner Artgenossen*[70] und *das*

---

68 *maddi elem.*

69 *manevi lezzet.*

70 *rikkat-i cinsiye.*

Mitgefühl deiner Gattung[71] auf dich gezogen hast, hast du aus dem Nichts viele hilfsbereite, vertraute Freunde und zärtliche Gefährte gefunden. Schließlich hat dir deine Krankheit auch den Befehl zu einer Pause von all deinen mühevollen Pflichten erteilt, sodass du dich nun ausruhen kannst. In Anbetracht all dieser spirituellen Freuden sollte dir dein winziger Schmerz somit Anlass zur Dankbarkeit und nicht zur Klage geben.

---

71 *şefkat-i nev'iye.*

DAS ZWEIUNDZWANZIGSTE HEILMITTEL

Die Krankheit als Entsagung, Selbstdisziplin und memento mori

O kranker Bruder, O kranke Schwester, der/die an schweren Krankheiten wie Lähmung durch einen Schlaganfall leidet! Ich möchte dir zunächst die frohe Botschaft überbringen, dass Lähmungen bei Gläubigen als *heilige*[72] *Krankheiten gelten.* Das habe ich schon immer von *Gottesfreunden*[73] gehört, aber die Gründe dahinter waren mir verborgen. Nun fällt einer dieser verborgenen Gründe dafür in mein Herz ein:

Um an den *Ehrwürdigen Wahren Einen*[74] zu gelangen und um sich vor den größten, geistigen Bedrohungen dieser Welt zu schützen sowie um die ewige Glückseligkeit zu erlangen, folgten die *Menschen Gottes*[75] mit ihren freien Willen zwei Grundprinzipien:

Erstens: *Rabita-yi mewt*, also die Vergegenwärtigung des Todes.[76] Die *Menschen Gottes machten* sich bewusst, dass sie vergänglich sind, so wie die Welt vergänglich ist, und dass sie Gäste mit einem Auftrag in dieser Welt sind. Mit diesem Bewusstsein arbeiteten sie für ihr unvergängliches Leben im Jenseits.

---

72 mübarek

73 *ehl-i velâyet*

74 *Cenâb-ı Hakk*

75 *Ehlullah*

76 Eventuell vergleichbar mit *Memento mori.*

Zweitens: Um sich vor den Gefahren zu schützen, die von ihrem Diktier-*nefs* und ihren blinden Gelüsten ausgehen, versuchten sie, dieses Diktier-*nefs* mit *40-Tage-Entsagungen*[77] und *Selbstdisziplin in Askese*[78] zu bekämpfen.

O meine Geschwister, die nur noch einen halben gesunden Körper besitzen! Ohne es gewollt zu haben, sind euch diese beiden Grundprinzipien, die Mittel zum ewigen Glück sind, kurz und leicht beschert worden, sodass der Zustand eures Körpers euch ständig daran erinnert, dass sowohl diese Welt als auch der Mensch darin vergänglich und sterblich sind. Die Welt vermag euch nicht länger zu erwürgen, auch wird euch die Gottvergessenheit nicht mehr die Augen verschließen. Und ganz gewiss wird das Diktier-*nefs* einen nurmehr halben Menschen nicht länger

77 çile: Gemeint ist die 40-tägige Phase des Rückzugs und der Askese beim Eintritt in einen Orden. 40 Tage Entsagung sind eine prophetische Tradition, die sowohl bei Mose als auch bei Jesu zu finden ist. In der islamischen Mystik wurde diese Tradition für die Selbstdisziplin und die Zähmung des *nefs* übernommen. Im Mewlewī-Orden dauert diese Phase sogar 1.001 Tage. Sie wird in der Literatur (pers.) *tschile* bzw. (arab.) *erbaʿīn* genannt. (vgl. Kleine Briefe S. 109).

78 *riyazet:* wenig essen, wenig trinken, wenig reden, wenig schlafen.

mit *niederen Gelüsten*[79] und *fleischlichen Begierden*[80] täuschen können. Ein solcher Mensch entgeht rasch den Heimsuchungen seines Diktier-*nefs*.

Also kann ein gläubiger Mensch, wenn er an seinem Glauben festhält, sich Gott hingibt und auf Ihn vertraut, von diesen schweren Krankheiten wie Lähmungen genauso profitieren wie die Gottesfreunde von ihren 40-Tage-Entsagungen profitiert haben. Insofern scheint diese schwere Krankheit ein geringfügiger Einsatz zu sein.

---

79 *hevesât-ı rezile.*

80 *nefsânî müştehiyat.*

DAS DREIUNDZWANZIGSTE HEILMITTEL

Die Krankheit als Magnet der Barmherzigkeit Gottes

O du heimatferner, auswegloser Kranke, der ganz auf sich allein gestellt ist! Die Tatsache, dass du neben deiner Krankheit auch noch einsam und in der Fremde bist, lässt selbst die härtesten Herzen rühren/erweichen und die Blicke des Mitgefühls auf sich ziehen. Wird sie etwa den Blick der Barmherzigkeit Gottes, der alles wert ist, nicht auf dich lenken?

Er ist ein Barmherziger Gott,

- Der sich zu Beginn aller Koransuren[81] mit den Eigenschaften „Allerbarmender Barmherziger" offenbart
- und Der mit einer Seiner *Reflexionen des Mitgefühls*[82] die Mütter veranlasst, ihre Neugeborenen mit vollendeter Zärtlichkeit zu versorgen und zu erziehen,[83]
- und Der in jedem Frühling mit nur einer Seiner *anmutigen Widerspiegelungen der Barmherzigkeit*[84] das Antlitz der Erde mit Seinen Gnadengaben überfüllt

81 Ausgenommen von einer Sure: et-Tewbe.

82 *lem'a-i şefkat.*

83 Buchārī, edeb 19, riqāq 19; Muslim, tewbe 17.

84 *cilve-i rahmet.*

- und Dessen Paradies im ewigen Leben mit all seinen Schönheiten und Vorzügen eine Reflexion Seiner Barmherzigkeit darstellt.

Dein Glaube, der dich mit diesem Schöpfer verbindet, und deine Kenntnis über Ihn und deine Bitte mit der Sprache der Machtlosigkeit deiner Krankheit sowie deine Einsamkeits-Krankheit in der Fremde lenken zweifelsohne Seinen barmherzigen Blick auf dich, der alles wert ist.

Da Er existiert und über dich wacht, hast du alles und bist unter bester Versorgung. Wirklich einsam und auf sich allein gestellt sind nur diejenigen, die nicht über Glauben und Hingabe mit Ihm verbunden sind oder dieser Verbindung keine Bedeutung zumessen.

DAS VIERUNDZWANZIGSTE HEILMITTEL

Der Segen der Krankenpflege und die Krankheit als Schutzimpfung für Kinder

O ihr Krankenpfleger, die die sündenlosen, kranken Kinder oder alte Menschen pflegen, die wie unschuldige Kinder gelten! Vor euch steht ein wichtiges Geschäft für das Jenseits. Widmet euch diesem Geschäft mit Begeisterung und Eifer und macht dadurch Verdienste.

In den Krankheiten unschuldiger Kinder liegen so manche Weisheiten im Hinblick auf ihr zukünftiges Leben auf Erden: Diese Krankheiten sind für ihre noch so zerbrechlichen Körper wie Übungen und Selbstdisziplin; sie sind wie Schutzimpfungen und eine Art *göttliche Erziehung*[85], die sie gegenüber der auf sie zukommenden Turbulenzen und Stürmen der Welt widerstandsfähig machen.

[Da die Kinder bis zu ihrer Zurechnungsfähigkeit und Pubertät als sündlos gelten,] können ihre Krankheiten nicht als Sühne für **vergangene** Sünden betrachtet werden, die bei den Erwachsenen für ihr geistiges Leben und das Destillieren ihres Lebens dienen. Die Krankheiten unschuldiger Kinder wiederum sind eine Art präventive, geistige Impfung, die ihrer spirituellen Entwicklung in der irdischen oder jenseitigen **Zukunft** dienen. Zudem gehen aus diesen Krankheiten Jenseitsbelohnungen hervor,

85 *terbiye-i Rabbaniye.*

die auch den Tatenheften ihrer Eltern gutgeschrieben werden, insbesondere dem Tatenheft der Mutter des Kindes[86], die aufgrund des Mitgefühls die Gesundheit ihres Kindes über ihr eigenes Wohlergehen stellt. Diese Tatsache wird von den *zur Wahrheit gelangten Gottesfreunden*[87] *bestätigt.*

Die Pflege älterer Menschen bringt einen gewaltigen Lohn mit sich. Wohlwollende Bittgebete älterer Menschen, insbesondere der Eltern, zu verdienen, ihre Herzen zufrieden zu stellen, ihnen treu und verbunden zu dienen, veranlassen die Glückseligkeit, sowohl im Diesseits[88] als auch im Jenseits[89]. Diese Tatsache unterstreichen auch die authentischen Überlieferungen

---

86 Hier hebt der Lehrmeister die Intensität des Mitgefühls der Mütter hervor, die ihr Wohlergehen für ihre Kinder aufopfern. Sie wachen nächtelang über die kranken Kinder und scheuen sich nicht, selbst wenn in ihrem Kontakt gesundheitliche Schäden und Gefahr für sie selbst bestehen. In der Literatur des Lehrmeisters gelten Frauen als *Heldinnen des Mitgefühls.*

87 *ehl-i hakikat*

88 et-Taberānī, el-Muʿdjemu'l-ewsat 9/16; el-Beyhaqī, Schuʿabu'l-īmān 7/463.

89 Muslim, birr 9; Tirmidhī, Dåawāt 110.

vom Propheten und zahlreiche *Ereignisse der Geschichte*[90].[91]

Die Geschichte lehrt, dass ein glückseliges Kind, das seinen Eltern gehorcht, später von den eigenen Kindern genauso behandelt wird, während ein unglückliches Kind, das seine Eltern verletzt, nicht erst im Jenseits bestraft wird, sondern schon auf dieser Welt Elend erfährt.[92]

Der Islam fordert von den Gläubigen, nicht nur für ihre Verwandten – unschuldige Kinder sowie Ältere – zu sorgen, sondern sich unaufgefordert mit Geist und Leben um alle kranken Menschen zu kümmern, wenn sie Hilfe benötigen, denn der Glaube stiftet wahre Geschwisterlichkeit.

---

90 *vukuat-ı tarihiye*

91 Buchārī, Edeb, 1 – 6; Muslim, birr, 1 – 6, 9, 10; Tirmidhī, Dạawāt, 110.

92 Muslim, eḍāḥī 45; Ahmed Ibn Hanbel, el-Musned 1/118, 152.

DAS FÜNFUNDZWANZIGSTE HEILMITTEL

Die Krankheit als Anlass zum Gedeihen des Glaubens

O kranke Geschwister. Wenn ihr euch eine überaus wirksame, jeden Kummer heilende und wahrhaftig wohlschmeckende, heilige Medizin herbeisehnt, dann lasst euren Glauben gedeihen. Mit anderen Worten; wendet den Glauben an, der eine heilige Medizin ist, und verwendet die daraus resultierenden Arzneien wie die Reue und die *Vergebungsbitten*[93], das Verrichten der Hauptgebete und die Gottesdienerschaft.

Ja, aufgrund ihrer Liebe und Verbundenheit zur Welt haben die Menschen der Gottvergessenheit einen kranken „*Seelenkörper*"[94], geradezu so groß wie die Welt. Der Glaube hingegen vermag diesem Seelenkörper, der krank ist und genau wie diese Welt selbst den Schicksalsschlägen von Vergänglichkeit und Trennung ausgesetzt und mit Wunden und blauen Flecken übersät ist, umgehend zu kurieren, wie wir bereits an mehreren Stellen im Risale-i Nur anschaulich nachgewiesen haben. Ich halte es kurz, um euch keine Kopfzerbrechen zu bereiten.[95]

Die Medizin des Glaubens entfaltet ihre Wirkung

---

93 istiğfar.

94 mânevî bir vücud.

95 Siehe achtes Heilmittel.

dadurch, dass die *Kernaufgaben der Religion*[96] so weit wie möglich erfüllt werden. Gottvergessenheit, Ausschweifung[97], *Gelüste und sinnliche Begierden des Diktier-nefs*[98] und *illegitime Zeitvertreibe und Spielereien*[99] beeinträchtigen hingegen ihre Wirksamkeit.

Da nun die Krankheit die Gottvergessenheit aufhebt, das heftige Verlangen nach Gelüsten schwächt und verhindert, dass man sich den illegitimen Vergnügungen hingibt, so zieht eure Nutzen aus ihr! Nutzt die Krankheit, indem ihr *die heiligen Arzneien und Lichter des wahren Glaubens*[100] wie Buße und Vergebungsbitte, Bittgebete und inbrünstige Anfrage anwendet.

Möge der *Ehrwürdige Wahre* euch Genesung schenken und eure Krankheiten als Sühne für eure Sünden annehmen. Amen. Amen. Amen.

Und sie sagten: „Aller Preis und Dank gebührt Gott, der uns hierher geleitet hat. Wenn Gott uns nicht rechtgeleitet hätte, hätten wir ganz gewiss nicht den richtigen Weg gefunden. Die

---

96 *feraiz.*

97 *sefahet.*

98 *hevesât-ı nefsâniye.*

99 *lehviyât-ı gayr-ı meşrua.*

100 *Hakikî imanın kudsî ilâçlarından ve nurlarından.*

Gesandten unseres Herrn sind tatsächlich mit der Wahrheit gekommen.“[101]

سُبْحَانَكَ لاَ عِلْمَ لَنَا اِلاَّ مَا عَلَّمْتَنَا
اِنَّكَ اَنْتَ الْعَلِيمُ الْحَكِيمُ

Gepriesen seist du! Wir haben kein Wissen außer dem, was Du uns gelehrt hast. Wahrlich, Du allein bist der Allwissende, der Weise.[102]

اَللّٰهُمَّ صَلِّ عَلٰى سَيِّدِنَا مُحَمَّدٍ، طِبِّ
الْقُلُوبِ وَدَوَائِهَا وَعَافِيَةِ الْاَبْدَانِ وَشِفَائِهَا وَنُورِ
الْاَبْصَارِ وَضِيَائِهَا وَعَلٰى اٰلِهِ وَصَحْبِهِ وَسَلِّمْ

O Gott, schenke unserem Wegweiser Muhammed Deinen Segen und Frieden und auch seiner Familie und seinen Gefährten! Er ist die Medizin und die Heilung der Herzen, die Gesundheit und das Wohlbefinden der Körper, das Licht und der strahlende Glanz der Augen.

---

101 el-Aʿrāf 7:43.

102 el-Baqara, 2:32.